"医"说科普丛书

第 三 辑

主编 刘月华

智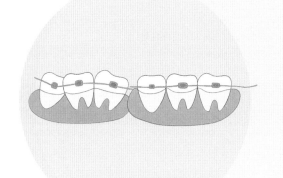话

健齿

ZHIHUA
JIANCHI

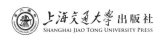
上海交通大学出版社
SHANGHAI JIAO TONG UNIVERSITY PRESS

内容提要

本书是普及口腔医学知识的科普图书,为"'医'说科普丛书"(第三辑)之一。本丛书由《智话健齿》《实话"石"说(2)》《"征"话岐黄》三册组成,旨在帮助公众增长医学知识,提升健康素养。丛书的编写团队均来自上海权威的医疗机构,由临床医护工作者精心撰写而成,通俗易懂、图文并茂,用深入浅出的方式为读者打开通往健康的知识大门。

《智话健齿》由上海市口腔医院的专家团队编写。本书揭示了牙齿的内在结构、牙齿与全身健康的紧密联系,并深入探讨了口腔健康对心脏病、糖尿病、呼吸系统、孕期等因素的影响。相信本书能成为读者学习口腔健康知识、提升自我保健能力的好帮手。

图书在版编目(CIP)数据

智话健齿 / 刘月华主编. -- 上海:上海交通大学
出版社,2024.11 -- ("医"说科普). -- ISBN 978-7
-313-31928-9

Ⅰ. R78-49

中国国家版本馆CIP数据核字第2024J74Y75号

智话健齿
ZHIHUA JIANCHI

主　　编:刘月华

出版发行:上海交通大学出版社　　　　　　地　　址:上海市番禺路951号

邮政编码:200030　　　　　　　　　　　　电　　话:021-64071208

印　　制:上海盛通时代印刷有限公司　　　经　　销:全国新华书店

开　　本:710mm×1000mm　1/16　　　　印　　张:16.75

字　　数:254千字

版　　次:2024年11月第1版　　　　　　　印　　次:2024年11月第1次印刷

书　　号:ISBN 978-7-313-31928-9

定　　价:88.00元

序

　　"没有全民健康，就没有全面小康。"党的十九届五中全会提出"全面推进健康中国建设"，明确了2035年基本建成健康中国的远景目标。《"健康中国2030"规划纲要》的提出，更是将提升居民健康素养作为关键任务，提出到2030年，居民健康素养水平达到30%的目标。根据国家卫生健康委员会公布的数据，中国居民的健康素养水平在近年来有了显著提升。2023年，中国居民的健康素养水平达到了29.70%，比2022年提高了1.92个百分点。城市居民的健康素养水平为33.25%，而农村居民为26.23%，虽然存在差距，但城乡差距正在缩小。中国居民的健康素养水平对目标的不断接近，显示了国家在健康教育和健康促进方面的成效，是国家政策导向与社会共同努力的结晶，它见证了我们在健康教育与促进方面所取得的显著成就。

　　健康是民族昌盛和国家富强的重要标志，也是广大人民群众的共同追求。正是基于这样的背景与使命，我们迎来了"'医'说科普丛书"第三辑的问世。本丛书不仅是医学知识与科普教育的完美结合，更是《"健康中国2030"规划纲要》等政策文件精神的具体实践。它汇聚了医学领域的智慧与力量，以专业的视角、严谨的态度，将复杂的医学知识转化为通俗易懂的语言，旨在引导公众树立正确的健康观念，提升自我保健能力。

　　作为一名长期致力于医学研究与实践的医学工作者，我深感健康科普工作的重要性与紧迫性。在我看来，"'医'说科普丛书"不仅承载了传播医学知识的重任，更肩负着提升全民健康素养、推动健康中国建设的历史使命。因此，我衷心感谢黄浦区科协与上海交通大学出版社的辛勤努力与卓越贡献，为丛书的顺利出版提供了坚实的保障。

本次出版的第三辑丛书，包括《实话"石"说（2）》《智话健齿》与《"征"话岐黄》三本书，各具特色，相得益彰。它们不仅涵盖了用药安全、口腔健康、中医养生等多个重要领域，而且采用了通俗易懂的语言、图文并茂的形式，使得复杂的医学知识变得生动有趣，易于理解。特别是《实话"石"说（2）》中的"合理用药36计"，通过解答日常生活中的用药疑惑，帮助公众实现会吃药、吃好药、合理安全用药的目标；《智话健齿》则通过口腔科普漫画，让口腔健康知识更加深入人心；《"征"话岐黄》则以其独特的中医漫画风格和全面的养生知识介绍，为公众打开了一扇了解中医、应用中医的大门。

值得一提的是，"'医'说科普丛书"与我一直在研究的"稳态医学"理念相一致。我们强调，应该立足于整个机体的分子、细胞、器官及全身的平衡稳态，来研究如何维护人体健康、预防和诊疗疾病。如果失去平衡稳态就是得病了。我们通过推动健康教育、疾病预防和健康生活方式的普及等策略，来增强广大民众自身的稳态调节能力，减少慢性疾病的发生。

本丛书的编写团队均来自医学领域的权威机构或知名专家，他们凭借深厚的学术功底和丰富的临床经验，确保了丛书内容的科学性和权威性。同时，黄浦区科协与上海交通大学出版社的紧密合作，也为丛书的顺利出版提供了有力的保障和支持。

展望未来，我们期待"'医'说科普丛书"能够持续深耕细作，不断创新突破，为公众提供更多优质、实用的健康科普读物。同时，我们也呼吁社会各界共同参与健康科普行动，形成全社会关注健康、支持健康的良好氛围，为实现健康中国的宏伟目标贡献我们的智慧与力量。

最后，再次祝贺"'医'说科普丛书"第三辑的成功出版，愿它成为每一位读者健康生活的良师益友！

中国科学院院士
中国医学科学院学部委员
南方科技大学医学院院长
2024 年 9 月

目　录

第七章　紧急情况"急救包" 207

第八章　口腔医疗新视界 235

附录 252

序 章

牙齿素描

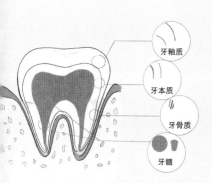

牙釉质

牙本质

牙骨质

牙髓

牙齿的一生：从摇篮到摇椅的口腔故事

牙齿，一个伴随着人类从婴儿到暮年，承载着岁月变迁与生命轨迹的微小见证者。牙齿的成长与更替，是人类生命历程中不可或缺的一部分，充满了科学、健康与情感的交织。

▶ 婴幼儿期：乳牙的温柔初绽

牙齿故事的开篇，先从一个温暖而湿润的摇篮——婴儿的口腔说起。乳牙，是这个小小口腔世界里最早到来的居民之一。在婴儿出生后 6～7 个月，穿透了牙龈，以一颗小白点的形式宣告了它的存在。随后，乳牙和它的"兄弟姐妹"们——共计 20 颗乳牙，逐渐齐聚一堂，构建起婴儿最初的笑容与咀嚼的力量。

乳牙的作用远不止于此。它们不仅仅是幼儿时期的临时伴侣，更是儿童成长道路上的重要伙伴。它们帮助婴儿咀嚼食物，使其能够更好地吸收营养，促进身体的发育。同时，它们也参与婴儿学习的过程，有了它们的加入，婴儿的发音逐渐清晰，为

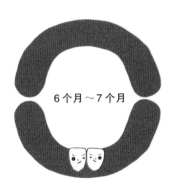

6个月～7个月

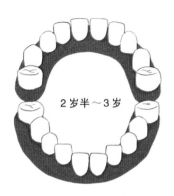

2岁半～3岁

他们日后的沟通交流打下基础。此外，乳牙还为未来恒牙的萌出预留了空间，引导其按照正确的轨迹生长，确保口腔结构的和谐与稳定。

▶ 儿童期：恒牙的稳健接替

时光荏苒，转眼间，儿童已步入成长的下一个阶段。在6岁左右，儿童开始感受到一种微妙的变化——长出恒牙。这些更加坚固、持久的牙齿，开始在儿童的周围悄然生长。

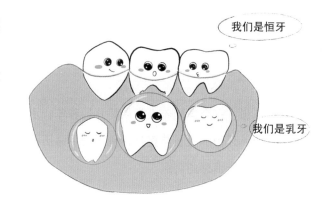

第一颗恒牙通常是下颌的中切牙，它的出现标志着儿童期的新篇章。随着岁月的流逝，更多的恒牙逐渐接替了乳牙，完成了这场生命接力赛。

恒牙共有28～32颗，它们将陪伴主人度过整个青少年时期，直至成年。恒牙不仅数量更多、形态各异，而且功能也更加完善。它们不仅负责咀嚼食物、保护口腔健康，还承载着人类面部轮廓的塑造与支撑作用。在这个阶段，儿童需要特别关注口腔卫生与饮食健康，以确保恒牙的正常发育与长期使用。

▶ 青少年期：牙齿的成熟与蜕变

进入青少年时期后，牙齿的成熟与蜕变成为这个阶段的重要特征。在这个时期，第二磨牙开始萌发并加入口腔大家庭。这些具有强大咀嚼功能的牙齿在口腔中扮演着至关重要

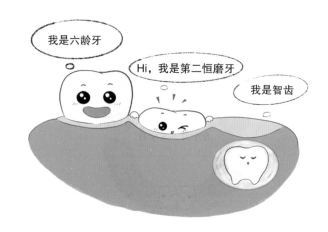

的角色，能够将食物充分磨碎，为身体提供足够的营养支持。同时，随着身体的进一步发育与成熟，智齿（即第三磨牙）也开始在部分人的口腔中萌出。然而智齿的萌出并非必然现象，且其出现时间和数量也因人而异，有些人可能在更晚的年龄才长出，甚至终生不长。

青少年时期是牙齿生长发育的关键时期，也是培养良好口腔卫生习惯的重要阶段。在这个阶段，应该注重饮食均衡，避免过度食用含糖食物，定期刷牙并使用牙线等辅助工具以维护口腔健康，预防龋病和牙周疾病的发生。

▶ 成年期：牙齿的守护与保养

成年后牙齿的健康与全身健康息息相关。随着年龄的增长和工作生活压力的增大，口腔健康问题日益凸显。为了保持我们的健康与美丽，成年人需要更加注重口腔的保养与维护。这包括定期进行口腔检查、接受专业的牙齿清洁治疗、养成良好的口腔卫生习惯，以及避免吸烟和饮酒等不良生活习惯对口腔造成的损害。

此外，成年人还需要关注一些常见的口腔问题如龋病、牙齿缺损以及牙周病等。这些问题不仅会影响口腔的美观和功能，还会对全身健康造成不良影响。因此，成年人需要采取积极有效的措施来预防和治疗这些口腔问题，以确保牙齿的健康与长寿。

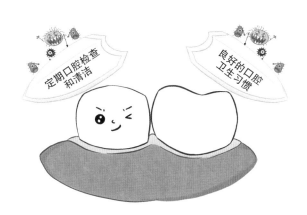

▶ 老年期：牙齿的坚韧与陪伴

进入老年后，牙齿家族可能会因为被长期的使用和岁月的侵蚀而出现各种问题：如牙齿松动、脱落以及牙周病等。然而，即使面对这些挑战，仍然可以通过适当的护理和保养来保持牙齿的健康与功能，达到"8020"目标——80岁的时候拥有20颗健康的牙齿。例如，可以定期进行口腔检查和治疗，采用种植牙或烤瓷牙等技术来修复缺失的牙齿。同时，注重饮食的调整，选择易于咀嚼和消化的食物，以减轻牙齿的负担。此外，保持良好的心态和乐观的情绪，也有助于缓解口腔问题对生活质量的影响。

在老年期，牙齿不仅是咀嚼的工具，更是陪伴人们走过风雨岁月的忠实伙伴。见证了从婴幼儿期到老年期的每一个阶段，承载着无数的欢笑与泪水，也反映了人类在不同生命阶段中面临的口腔健康问题与挑战。通过这个故事，希望能够唤起人们对口腔健康的关注与重视。让我们共同守护这一份宝贵的生命财富。

牙齿的内在世界

一颗小小的牙齿，是人体最坚硬的部位之一。更是扮演着咀嚼、发音以及支撑面部结构的重要角色。在这片微小的方寸空间内，还隐藏着不少复杂而精细的构造，它们和牙齿一起协同工作，共同在人类的口腔环境中发挥着至关重要的作用。

▶ 牙冠：微笑的使者

牙冠，是牙齿与世界接触的窗口，每当人们微笑时，它们便成为焦点。这层洁白如玉的外壳，实则是由一种高度矿化的组织——牙釉质所构成。牙釉质中的无机物含量高达 96%，主要包括羟基磷灰石晶体，这些晶体以极其紧密的方式排列，使得牙釉质成为人体中最硬的组织之一。这种特性使得牙齿能够抵御日常饮食中各种硬物的磨损，同时也在一定程度上抵抗酸性物质的侵蚀。然而，值得注意的是，牙釉质虽硬，但它却没有细胞、神经和血管。因此，牙釉质一旦受损，便无法自行修复。这也提醒朋友们，保护牙釉质免受损害，是维护口腔健康的首要任务。

▶ 牙颈：防御的薄弱环节

牙颈，这一个位于牙冠与牙根之间的微妙区域，既是牙齿展示优雅的曲线之处，也是容易受到伤害的薄弱地带。这里不仅容易受到牙菌斑和牙结石的累积侵蚀，还可能因为刷牙不当等外部因素导致牙龈退缩，暴露敏感的牙本质。此外，牙颈处的牙釉质相对较薄，更容易受到酸性物质的侵蚀。因此，对牙颈的细心呵护至关重要，这包括选择合适的牙刷和牙膏、采用正确的刷牙方式以及定期进行口腔检查等。

▶ 牙根：稳固的基石

牙根，深埋于牙槽骨之中，是牙齿得以稳固站立于口腔内的关键所在。根据牙齿的不同类型，牙根的数量和形态也各不相同。例如，门牙通常具有单一而细长的牙根，而磨牙则可能拥有两个或更多的宽大牙根以增加稳固性。牙根的表面覆盖着一层较

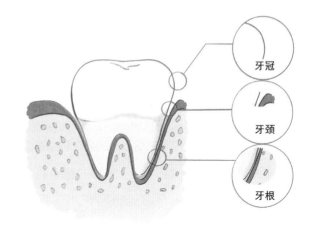

牙冠

牙颈

牙根

硬的组织——牙骨质，它与牙周膜紧密相连并通过牙周膜中的纤维束固定于牙槽骨内。这种连接方式不仅为牙齿提供了稳固的支撑力，还能够在一定程度上缓冲咀嚼时产生的冲击力，防止牙槽骨和牙根受到损伤。同时，牙周膜中还含有丰富的神经末梢和血管网络，这使得牙齿能够对外界刺激作出敏锐的反应。

▶ 牙本质：感受的传导者

牙本质位于牙釉质和牙骨质的内层，构成了牙齿的主体，主要功能是保护其内部的牙髓和支持其表面的釉质。它的主要成分是羟磷灰石晶体和有机基质。其中有机基质的成分使得牙本质具有一定的弹性和韧性。牙本质内部充满了微小管道，即牙本质小管，这些小管从牙冠一直延伸到牙髓腔内。当外界刺激，如冷热酸甜等作用在牙本质表面时，刺激会通过这些小管迅速传导到牙髓腔，引起牙髓内的神经末梢产生反应，导致疼痛或不适。这种反应机制有助于我们及时察觉并避免可能对牙齿造成进一步损害的刺激因素。

▶ 牙髓：生命的源泉

牙髓是牙齿生命的源泉所在。它位于髓腔内，充满了丰富的神经末梢、血管、淋巴管和结缔组织等成分。这些成分共同构成了一个复杂的微循环系统，为牙齿提供了

源源不断的营养支持和氧气供应。同时它们还参与了牙齿的发育、代谢和免疫防御等生理功能。更重要的是，牙髓内的神经末梢能够对外界刺激作出敏锐的反应，并产生相应的疼痛或不适感。这种感觉反应有助于我们及时发现并处理牙齿疾病问题，从而保护我们的口腔健康不受损害。

作为一颗牙齿，从牙冠到牙根，从牙釉质到牙髓，每一部分都肩负着特定的职责，共同协作以维持牙齿的健康与稳定。然而，在日常生活中，由于不良的饮食习惯、不正确的刷牙方式，以及忽视口腔检查等原因，牙齿常常面临着龋病、牙周病等疾病的威胁。这些疾病不仅会削弱牙齿的咀嚼能力和发音准确度，还可能对人体的心理健康和整体生活质量产生深远的负面影响。

因此，为了保持健康的牙齿状态，读者朋友们需要养成良好的口腔卫生习惯，如定期刷牙、使用牙线清洁牙缝、避免过量摄入含糖食物和饮料以及定期进行口腔检查等。同时还应该关注牙齿美容方面的问题，如牙齿矫正、牙齿美白等，以满足人们对美观和自信的追求。

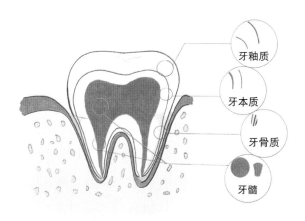

牙釉质

牙本质

牙骨质

牙髓

牙周组织：牙齿的支撑与力量

在初步认识平凡而又不凡的牙齿——这些镶嵌于人类颌骨之中的坚硬宝石，认识到牙齿不仅是咀嚼食物、辅助发音的重要工具，更是维系面部轮廓与美观不可或缺的要素。让我们走进一个由牙龈、牙槽骨、牙周膜与牙骨质共同编织而成的牙周支持组织网络，它们不仅是牙齿的忠诚卫士，更是维持口腔生态平衡与功能的关键，尽管牙齿在口腔中各自独立，其稳固与健康却是这个高度协同系统的基石。

▶ 牙龈：口腔健康的守门人

牙龈，是环绕在牙齿颈部的柔软粉红色组织，不仅是牙齿与外界环境之间的首道防线，更是口腔健康的晴雨表。其表面覆盖着一层薄薄的黏膜，这层黏膜不仅具有保护作用，还能通过其特有的生理结构有效抵御细菌的入侵，维护口腔内部的微生态平衡。健康的牙龈应呈现出饱满、粉红、坚韧且富有弹性的状态，它们紧密贴合于牙齿表面，形成一道难以逾越的屏障，将外界的有害物质隔绝在外。

此外，牙龈的健康状况还直接影响着口腔的整体卫生状况。健康且功能正常的牙龈组织通过有效的唾液冲刷自洁机制，能够清除牙齿表面的食物残渣和细菌，进而显著降低龋病和牙周病发生的风险。相反，一旦牙龈出现炎症或退缩，其自我保护能力将大打折扣，不仅为细菌侵入提供了可乘之机，还可能引发牙龈出血、红肿、疼痛等一系列不适症状，严重影响患者的生活质量。

▶ 牙槽骨：牙齿稳固的基石

牙槽骨，作为颌骨中用于支撑牙齿的特定部分，其重要性不言而喻。这块高度特化的骨骼组织紧密包裹着牙齿的根部，为它们提供了稳固的支撑平台和生长基质。牙槽骨的密度、形态以及与牙根之间的紧密结合程度，直接决定了牙齿的稳固性和咬合功能。

在生理状态下，牙槽骨具有高度的自我修复和重建能力。当牙齿受到外力作用时，如咀嚼食物产生的压力，牙槽骨能够迅速响应，通过吸收与增生的动态平衡过程，调整其形态以适应新的力学环境，从而保持牙齿的稳定性和功能性。然而，一旦这种平衡被打破，如因长期缺牙、咬合关系紊乱或牙周病等因素导致的牙槽骨吸收，牙齿的稳定性将受到严重威胁，甚至可能导致牙齿松动、脱落等严重后果。

▶ 牙周膜：弹性与感知的桥梁

牙周膜，这一位于牙根与牙槽骨之间的特殊纤维组织，不仅是牙齿稳固性的重要保障，更是连接牙齿与牙槽骨之间的重要桥梁。它以独特的弹性纤维网络结构，为牙齿提供了必要的缓冲，使牙齿在承受咀嚼力时能够保持一定的生理动度，避免了因过度受力而导致的损伤。同时，牙周膜中的血管和神经分布密集，为牙齿提供了丰富的营养支持和感觉传导功能。

在营养供应方面，牙周膜中的血管网络如同一条条生命之河，源源不断地为牙齿输送氧气、营养物质和生长因子，支持着牙齿的生长、发育和修复过程。而在感觉传导方面，牙周膜中的神经末梢则像是一个个敏感的探测器，能够实时感知外界环境的温度变化、压力刺激等信息，并将这些信息迅速传递至大脑中枢进行处理，使我们能够准确地感受到牙齿的状态和变化。

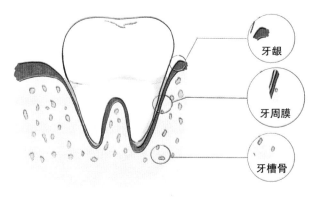

牙龈

牙周膜

牙槽骨

▶ 牙骨质：能不断的新生

牙骨质是包绕在牙根表面的薄层骨样组织。较薄，颜色较黄，有 45% ～ 50% 的无机物，硬度类似于骨组织，具有不断新生的特点。其营养主要来自牙周膜，并借牙周膜纤维与牙槽骨紧密相接。由于牙根部炎症的激惹，牙骨质可以发生吸收或增生，甚或与周围骨组织呈骨性粘连。虽然牙骨质是牙体组织的一部分，但由于它参与了使牙齿稳定于牙槽窝内、承受和分散咬合力的生理功能，还参与牙周病变的发生和修复过程，故也可将牙骨质视为牙周组织。

▶ 牙周组织：牙齿健康的守护神

牙龈、牙槽骨、牙周膜和牙骨质共同构成了牙齿赖以生存的牙周支持组织系统。它们之间紧密相连、相互依存，共同维护着牙齿的稳定与健康。该系统处于正常状态时，牙齿能够充分发挥咀嚼、发音等多种功能；而当这个系统出现问题时，如牙龈炎症、牙槽骨及牙骨质吸收或牙周膜损伤等，牙齿的健康和功能将受到严重影响。

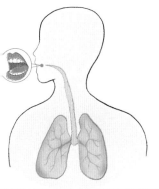

心口相连：口腔健康与心脏的紧密纽带

随着医学研究的不断深入，我们逐渐认识到口腔与心血管系统之间并非孤立无援的两个领域，而是相互交织、共同影响的重要健康系统。这一发现不仅颠覆了传统观念，更为我们预防和治疗相关疾病提供了新的视角和策略。下面将探讨口腔健康与心脏健康之间的复杂联系，并提出科学且易于理解的综合保护策略。

▶ 口腔健康与心脏健康的紧密联系

1. 口腔感染与心脏疾病的直接关联

口腔是人体微生物种类最丰富的部位之一，其中一些细菌，特别是与牙周病密切相关的致病菌，如牙龈卟啉单胞菌等，具有潜在的致病能力。这些细菌不仅能够破坏牙周组织，导致牙龈出血、牙齿松动甚至脱落，还可能通过血液循环系统扩散至全身，包括心脏。在心脏内部，这些细菌可能附着在心脏瓣膜上，引发感染性心内膜炎，或者在冠状动脉内沉积，导致动脉粥样硬化的形成，从而增加心脏病发作的风险。

2. 炎症反应：共同的病理基础

全身炎症反应是许多慢性疾病，包括口腔疾病和心血管疾病的重要病理过程。牙周病和龋病中的牙菌斑生物膜是炎症反应的始作俑者，它们通过释放各种炎症因子，如白介素、肿瘤坏死因子等，触发局部和全身的炎症反应。这些炎症反应不仅直接损伤血管内壁，还可能导致血管壁平滑肌细胞增殖、脂质沉积和纤维化，促进动脉粥样硬化的发生和发展。因此，口腔健康与心脏健康在炎症反应这一层面上存在紧密的联系。

3. 共享的风险因素

一些不良生活习惯，如吸烟、不健康饮食（高糖类、高脂肪、高盐饮食）和缺乏运动等，既是牙周病的高危因素，也是心血管疾病的重要诱因。这些习惯通过不同的机制影响人体代谢和生理平衡，导致血管收缩、血压升高、胆固醇水平异常等，从而增加心血管疾病的风险。同时，这些不良习惯还可能加重口腔疾病的症状和进程，形成恶性循环。

▶ 综合保护策略

1. 定期口腔检查与治疗

定期进行口腔健康检查是预防和治疗口腔疾病的重要手段。通过专业医生的检查，可以及时发现并治疗牙周病、龋病等口腔疾病，减少致病菌进入血液循环的机会。同时，对于已经存在的口腔感染，应及时进行针对性治疗，以防止病情恶化和并发症的发生。

2. 保持良好的口腔卫生习惯

正确的刷牙方法、使用牙线和定期口腔清洁是维护口腔健康的基本措施，可以有效清除口腔内的食物残渣和细菌生物膜，减少细菌繁殖和感染的风险。此外，还应避免进食过多的含糖饮料和零食，以减少对牙齿的损害。

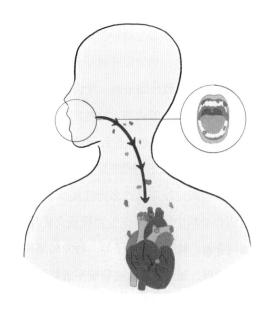

3. 改善生活习惯

戒烟、限制酒精摄入、保持健康饮食和适量运动是改善生活习惯的重要方面。这些措施不仅有助于降低心血管疾病发生的风险，还可能对口腔健康产生积极的影响。例如，戒烟可以减少吸烟对口腔黏膜和牙周组织的刺激和损害；适量运动可以促进血液循环和新陈代谢，增强机体免疫力。

4. 加强血糖管理

对于糖尿病患者来说，加强血糖管理是维护口腔和心脏健康的关键。通过合理的饮食控制、药物治疗和定期监测血糖水平等措施，可以将血糖控制在理想范围内，减少口腔疾病和心血管疾病的发生风险。同时，糖尿病患者还应与医生密切合作，共同制定个性化的口腔和心脏健康管理计划。

甜蜜的负担：口腔健康与糖尿病的"不解之缘"

口腔健康与糖尿病之间的关联常常被视为一种复杂而微妙的相互作用，它们仿佛是一对难舍难分的"甜蜜伴侣"。糖尿病，这一常见的慢性疾病，不仅深刻影响着人体的各大系统，还以一种不易察觉的方式对口腔健康构成了严峻挑战。反过来，口腔疾病也以其独特的方式，对糖尿病患者的整体健康状况产生着深远的影响。

▶ 糖尿病对口腔健康的"甜蜜侵蚀"

1. 牙周病是糖尿病口腔问题的前哨站

糖尿病患者的牙周组织仿佛成了细菌侵袭的"温床"。持续的高血糖状态不仅破坏了口腔内的微生态平衡，还削弱了牙周组织的防御能力，使得细菌更容易在此滋生繁衍。这些细菌通过分解食物残渣中的糖分，产生大量酸性物质，进而侵蚀牙齿表面，引发龋病。同时，它们也攻击牙周组织，导致牙龈炎、牙周炎等牙周疾病的发病率显著上升。牙周病不仅给患者带来疼痛、牙龈出血等不适症状，还可能成为糖尿病并发症的"预警信号"，提醒我们必须及时采取措施，阻止病情的进一步恶化。

2. 唾液分泌减少导致口腔自洁能力削弱

唾液，这一看似不起眼的口腔分泌物，在维护口腔健康方面扮演着至关重要的角色。然而，糖尿病患者却常常面临唾液分泌减少的困境。高血糖状态下，唾液腺组织可能受到损伤或发生纤维化，导致唾液分泌量减少，唾液成分也发生变化，从而削弱了其润滑口腔、清洁牙齿和抑制细菌生长的功能。唾液分泌的减少进一步加剧了口腔干燥、食物残渣滞留等问题，为致病菌繁殖提供了更加有利的条件，增加了口腔感染的风险。

3. 愈合能力下降导致口腔创口难以迅速愈合

糖尿病患者对创伤的愈合能力普遍较弱，这一特点在口腔领域同样得到了体现。口腔溃疡、拔牙后创口等口腔损伤，发生在糖尿病患者身上往往难以迅速愈合，甚至可能演变为慢性溃疡或感染灶。这不仅给患者带来了持续的痛苦和不便，还可能通过炎症反应进一步影响全身健康，形成恶性循环。

4. 感染风险增加让您成为高血糖下的"易感体质"

高血糖状态不仅破坏了口腔内的微生态平衡，还加剧了氧化应激反应，使口腔组织对细菌感染变得更加敏感。因此，糖尿病患者更容易发生口腔感染，如口腔念珠菌感染、牙周脓肿等。这些感染不仅加重了患者的口腔症状，还可能通过血液循环等途径影响全身健康，增加心血管疾病、肾脏病变等并发症的风险。

▶ 口腔疾病对糖尿病的"反向打击"

1. 慢性炎症与胰岛素抵抗成为牙周病的"幕后黑手"

牙周病作为一种慢性炎症性疾病，其背后的病理过程远比我们想象的要复杂得多。研究表明，牙周病可以通过释放多种细胞因子（如 TNF-α、IL-1β 等）进入血液循环系统，进而影响全身的代谢过程。其中，TNF-α 等细胞因子在促进胰岛素抵抗方面发挥着重要作用。它们可以干扰胰岛素信号传导通路，降低胰岛素敏感性，从而增加糖尿病的发病风险。因此，可以说牙周病是糖尿病发病的一个重要风险因素之一。

2. 系统性炎症反应引发口腔健康的"全身效应"

口腔疾病不仅局限于口腔局部区域，它们还可以通过激活系统性炎症反应对整个机体产生影响。牙周病等口腔疾病可以通过释放炎性介质和细胞因子进入血液循环系统，激活全身的炎症反应网络。这种系统性炎症反应不仅可以加重胰岛素抵抗和血糖控制的难度，还可能对心脏、肾脏等器官造成损害。因此，维护口腔健康对于降低糖尿病并发症风险具有重要意义。

▶ 牙医的建议：守护健康的行动指南

1. 定期检查：防患于未然

糖尿病患者应定期进行口腔检查，至少每半年 1 次，以便及时发现并治疗口腔疾病。通过定期检查，医生可以评估患者的口腔健康状况，制定个性化的治疗方案，预防口腔疾病的发生和发展。

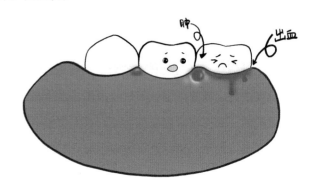

2. 良好口腔卫生：守护口腔的第一道防线

保持口腔卫生是预防口腔疾病的基础。糖尿病患者应掌握正确的刷牙方法，选择合适的牙刷和牙膏；同时，应每日使用牙线清洁牙齿间隙，以减少细菌滋生和牙菌斑的形成。

3. 控制血糖：糖尿病管理的核心

良好的血糖控制是减少口腔疾病风险的关键。糖尿病患者应积极配合医生的治疗建议，采取药物、饮食、运动等多种手段控制血糖水平。同时，应定期进行血糖监测和评估治疗效果以便及时调整治疗方案。

4. 健康生活方式：全面促进健康的基石

除了以上具体措施外，糖尿病患者还应保持健康的生活方式以促进全身健康。均衡饮食、适量运动、戒烟限酒等健康行为不仅有助于控制糖尿病的发展，还可以增强机体的免疫力和抵抗力，从而降低口腔疾病等并发症的风险。

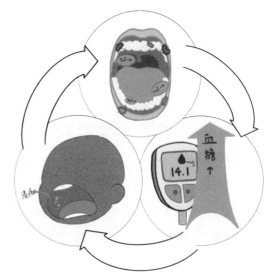

呼吸与微笑：口腔健康
对呼吸系统的影响

口腔与呼吸系统之间的互动关系错综复杂，其中，口腔扮演着首席独奏家的角色。这不仅仅是因为它是我们品尝世间百味、交流思想情感的门户，更是因为它作为消化系统与呼吸系统的交汇点，其健康状况直接影响着生命乐章的和谐与韵律。

▶ 口腔是我们健康防线的前沿哨所

将口腔比作交响乐团中的首席小提琴手，恰如其分地描绘了其地位的重要性与复杂性。在这个宏大的生理交响乐中，口腔不仅是食物的初步加工站，更是抵御外界侵袭的第一道防线。它的健康状态，如同一把小提琴的音准与音色，直接影响着整个生命体系统的和谐与平衡。当口腔内的"音符"——即各种微生物群落处于平衡状态时，它们能够协同工作，促进口腔健康，为呼吸系统的顺畅运作奠定坚实基础。

▶ 口腔微生物与呼吸健康的隐秘联系

口腔中栖息着数以亿计的细菌、真菌等微生物，它们共同构成了一个复杂的生态系统。在健康状态下，这些微生物之间保持着微妙的平衡，共同维护着口腔环境的稳定。然而，一旦这种平衡被打破，如发生牙周病、龋病等口腔疾病时，致病菌便可能趁机崛起，成为破坏呼吸系统健康的"不和谐音符"。

研究表明，口腔中的某些致病菌，如牙龈卟啉单胞菌、伴放线杆菌等，不仅能够引发牙周组织的炎症反应，还可能通过吞咽、呼吸等途径进入下呼吸道，成为呼吸道感染的潜在风险因素。这些致病菌在呼吸道内定植后，可进一步诱发肺炎、慢性阻塞性肺病（COPD）、哮喘等呼吸系统疾病，严重威胁人体健康。

▶ 口腔是全身健康的"守护者"

尽管口腔与呼吸系统之间的疾病关联令人担忧，但幸运的是，口腔健康同样具备强大的自我保护与修复能力。通过建立良好的口腔卫生习惯，我们可以有效减少口腔中的致病菌数量，降低其进入下呼吸道的风险。这包括每日至少两次刷牙、使用牙线清除牙缝间的食物残渣和菌斑，以及每半年至一年做一次洁牙等。此外，定期接受口腔健康检查也是及时发现并治疗口腔疾病的重要手段。

值得注意的是，口腔健康对呼吸系统的保护作用并不仅限于防止致病菌的入侵。一个健康的口腔环境还有助于维持正常的免疫反应和免疫功能。当口腔内的微生物群落处于平衡状态时，它们能够刺激免疫系统产生适度的免疫反应，从而增强机体对病原体的抵抗力。相反，口腔疾病的发生往往伴随着免疫功能的紊乱和过度激活，这不仅会加剧口腔局部的炎症反应，还可能通过血液循环等途径影响全身其他系统的健康。

▶ 口腔与呼吸健康的协同管理

为了全面维护口腔与呼吸系统的健康，我们需要采取一种协同管理的策略。这包括从日常生活习惯入手，积极改善饮食结构、戒烟限酒、保持室内空气清新等；同时也需要重视口腔健康的日常管理，如有效刷牙、使用牙线、定期口腔检查等。此外，对于已经患有口腔或呼吸系统疾病的患者来说，及时就医并遵循医生的治疗建议也是至关重要的。

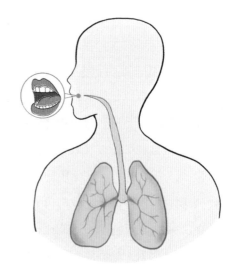

大脑健康的隐形守护者

在人类的生理构造中，口腔与大脑，这两个看似分属不同领域的器官，实则存在着千丝万缕的联系。长久以来，我们往往将口腔视为咀嚼、言语和表情的发源地，却鲜少意识到它对我们大脑健康的深远影响。然而，随着科学研究的深入，已逐步揭示了它们之间神秘而微妙的互动关系。

▶ 口腔健康：大脑功能的基石

1. 血管健康的卫士

血管，作为血液流动的通道，是连接身体各部位的重要桥梁。口腔健康与心血管健康之间的紧密联系，早已为医学界所公认。而心血管健康，恰恰是大脑功能得以正常运作的前提。口腔疾病，如牙周炎、龋病等，若得不到及时有效的治疗，可能会引发血管炎症，进而影响大脑的血液供应。这不仅可能导致头晕、头痛等短暂的不适，还可能长期损害大脑功能，影响认知能力。

2. 炎症反应的放大器

慢性口腔感染，特别是牙周病，是口腔健康的头号威胁。这类疾病不仅会导致口腔局部组织的破坏，还会引发全身性的炎症反应。这种持续的、低水平的炎症状态，被称为"慢性炎症状态"，它像一把无形的刀，悄悄损害着身体的各个系统，包括大脑。慢性口腔感染引发的炎症反应可能对大脑神经元造成损害，进而影响认知功能，包括记忆力、注意力等。

3. 细菌传播的隐秘通道

口腔是众多微生物的聚集地，这些微生物中既有对人体有益的益生菌，也有可能引发疾病的致病菌。当口腔健康出现问题时，致病菌的数量可能会激增，并通过血液循环等途径进入大脑。这一过程可能引发颅内感染或炎症反应，进而对大脑造成直接损害。更令人担忧的是，口腔中的某些细菌可能与神经退行性疾病如阿尔茨海默病存在关联，尽管这一领域的研究尚在进行中，但应引起我们对口腔健康的重视。

4. 口腔对人脑的影响

口腔的健康直接影响我们的咀嚼功能。一个拥有健康牙齿和良好口腔环境的人，能够充分咀嚼食物，使其与唾液充分混合，从而促进食物的消化和吸收。相反，牙齿缺失或口腔疾病可能导致咀嚼功能下降，进而影响营养的吸收和利用。营养不良，尤其是维生素、矿物质等关键营养素的缺乏，被认为是认知障碍疾病的重要影响因素之一。因此，口腔健康与大脑健康之间的这种间接联系，同样不容忽视。

▶ 口腔健康对大脑功能的具体影响

1. 记忆力下降

牙周病患者的记忆力可能受到明显影响，这主要是因为牙周炎症可能通过血液循环等途径影响大脑神经元的功能和结构，进而导致记忆力下降。此外，口腔疼痛或不适也可能分散患者的注意力，影响其对信息的处理和记忆能力。

2. 学习能力受损

对于儿童和青少年而言，口腔健康对学习能力的影响尤为显著。口腔疼痛或不适可能导致他们难以集中精力进行学习，从而影响学习效果。此外，长期的口腔健康问题还可能影响他们的自信心和社交能力，进而对学习成绩和心理健康产生负面影响。

▶ 守护大脑健康：从口腔开始

面对口腔健康与大脑健康之间的紧密联系，我们该如何行动起来呢？以下是一些来自牙医的专业建议：

1. 定期口腔检查

定期进行口腔健康检查是预防口腔疾病的重要措施之一。通过检查，可以及时发现并治疗口腔问题，从而避免其对大脑健康的潜在影响。建议成年人每年至少进行一次口腔健康检查；儿童每半年至少进行一次口腔健康检查；老年人则应根据具体情况适当增加频次。

2. 积极治疗口腔疾病

对于已经出现的口腔感染和疾病，应积极寻求医疗帮助进行治疗。通过有效的治疗手段控制口腔感染的发展势头，减少其对血管、大脑等全身系统的损害。同时，还应遵循医生的建议进行规范的后续治疗和维护工作。

3. 维护良好的口腔卫生

维护良好的口腔卫生是预防口腔疾病的重要前提。建议每天至少刷牙2次，每次刷牙时间不少于2分钟；使用牙线、齿间刷和冲牙器等工具清洁牙缝和口腔中的残留物；避免使用过硬或过软的牙刷以免损伤牙齿和牙龈。此外，还应注意饮食卫生，减少糖分和酸性食物的摄入，以降低龋病和牙周病的风险。

4. 均衡饮食促进健康

均衡饮食不仅有助于维护身体健康，还能为大脑提供必要的营养支持。建议多吃富含优质蛋白质、维生素和矿物质的食物，如鱼类、肉类、蛋类、蔬菜和水果等；减少高脂肪、高糖分和高盐分食物的摄入，以降低心血管疾病和糖尿病等慢性疾病的风险。同时我们还应注意保持良好的饮食习惯，避免暴饮暴食和偏食等不良习惯的发生。

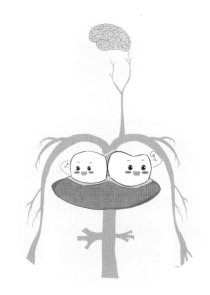

口腔微生物群：健康之门与肠道健康的微妙交响

在人体这座错综复杂的生物城堡中，口腔无疑是一座至关重要的门户。它不仅是我们品尝人间百味、沟通交流的起点，更是一个充满活力的微生物生态系统，蕴藏着无数生命奥秘与健康密码。在这个微观世界里，数以亿计的微生物共同生活、相互作用，维系着口腔乃至全身的健康平衡。

▶ 口腔微生物群：多样性的微观宇宙

口腔微生物群，一个复杂而精细的生态系统，由细菌、真菌、病毒等多种微生物组成，它们共同编织了一张庞大的生命网络。据科学估算，口腔内可能栖息着超过700种不同的细菌种类，这些细菌在数量上更是以惊人的速度增长，形成了一个庞大而复杂的微生物群落。

在这片微观宇宙中，多数细菌扮演着"有益菌"的角色，如链球菌和奈瑟菌等，它们通过参与食物消化、促进口腔健康等方式，为人体健康贡献力量。然而，也有少数细菌被归类为"潜在致病菌"，如牙龈卟啉单胞菌，它们在特定条件下可能引发口腔疾病或影响全身健康。

口腔微生物群落的多样性还体现在其空间分布上。不同部位的口腔环境（如牙齿表面、牙龈、舌背等）为不同类型的微生物提供了独特的生存条件。例如，牙菌斑是由多种细菌组成的生物膜，其中包括主要致龋菌，如变形链球菌、乳杆菌，它们通过附着在牙齿表面，形成一层坚硬的保护膜；而舌背则是唾液链球菌等细菌的主要栖息地，这些细菌在维持口腔酸碱平衡和清洁方面发挥着重要作用。

▶ 口腔与肠道的"微生态对话"

每天，我们都会不知不觉地吞下大量唾液，这些唾液中富含来自口腔的微生物。这些微生物通过产生各种代谢产物（如短链脂肪酸、细菌素等）和信号分子（如炎症因子、神经递质等），与肠道内的微生物群进行着无声的"交流"。这种跨系统的相互作用不仅影响着肠道的免疫功能、代谢状态和菌群平衡，还可能在更深层次上调控着人体的整体健康。

当口腔微生物群处于平衡状态时，它们能够相互制约、共同协作，维护口腔的清洁与健康。然而，一旦这种平衡被打破，致病菌可能趁机大量增殖并通过吞咽等途径进入肠道。在肠道内，这些"外来者"可能利用其独特的生存策略和适应性，在肠道内寻找适宜的生存环境进行定植。这不仅会干扰肠道原有的微生物群落结构，还可能诱发一系列肠道疾病，如肠炎、结直肠癌等。

▶ "旅行者"模型：口腔微生物的跨系统之旅

随着微生物组学研究的深入发展，科学家们提出了一种新的机制——"旅行者"模型，以解释口腔微生物如何跨越口腔—肠道屏障进入肠道。这一模型认为，在人体发生系统性感染或其他病理条件时，全身各处的生理屏障可能受到破坏或功能减弱。这为口腔微生物的"逃逸"提供了可乘之机。

在这些"逃逸者"中，一些潜在的致病菌如具核梭杆菌等尤为引人注目。它们不仅能在口腔内定植并引发疾病，还能通过血液循环系统"旅行"至肠道等远端部位进行定植。一旦在肠道内找到适宜的生存环境，这些"旅行者"微生物便可能参与肠道微生物群落的重建，影响肠道的免疫功能、代谢活动等关键生理过程。这种跨系统的微生物迁移和定植现象，不仅揭示了口腔与肠道之间的密切联系，还为我们理解全身性疾病的发病机制提供了新的视角。

▶ 守护口腔健康：从源头保障全身健康

鉴于口腔微生物群在维持全身健康中的重要作用，我们必须高度重视口腔健康的管理与维护。牙医们给出以下几条建议：

1. 定期口腔检查

通过定期进行口腔健康检查，可以及时发现并治疗口腔疾病，防止病情恶化并减少口腔微生物对全身健康的影响。

2. 保持良好的口腔卫生

通过刷牙、使用牙线和漱口水等日常清洁措施，我们可以有效减少口腔中的有害细菌数量，维护口腔微生物群的平衡状态。

3. 均衡饮食

摄入富含纤维的食物有助于促进肠道蠕动和消化液分泌，从而改善肠道微生态环境并增强免疫力。这对于维护口腔与肠道的健康平衡同样具有重要意义。

4. 避免不必要的抗生素使用

抗生素虽然能够杀死细菌，但也会破坏口腔和肠道的微生物平衡。因此，在使用抗生素时应严格按照医嘱进行，并尽量避免不必要的滥用。

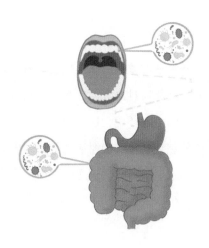

微观守护者与全身
健康的隐秘联系

口腔健康是身体健康这座庞大防御体系中的坚实堡垒。它如同身体的第一道防线，不仅反映了个人的生活习惯和卫生状况，还与我们的整体健康状态紧密相连，尤其是与免疫系统的微妙平衡和全身性疾病的发展息息相关。

▶ 口腔微生物群的奥秘

口腔，这个看似简单的空间，实则蕴藏着人体最为复杂的微生物生态系统。这些微小的生命体，数以万亿计，共同构成了口腔微生物群，它们与我们的身体之间存在着一种共生共荣的关系。口腔微生物群不仅帮助我们消化食物、促进营养吸收，还通过与口腔黏膜免疫系统的紧密互动，维护着口腔内环境的稳定与和谐。

在这个微观世界里，口腔微生物群与口腔黏膜免疫系统共同编织了一张细密的防护网。它们通过识别、清除外来病原体，同时促进免疫细胞的生成与成熟，构建了一个动态的平衡状态。这种平衡是口腔健康的基础，一旦受到破坏，便可能引发一系列口腔疾病，进而影响我们的整体健康。

▶ 口腔健康与免疫系统的深度对话

口腔健康与身体免疫系统之间的关系，远比我们想象的要复杂和深远。它们之间通过复杂的信号传导和相互作用，共同抵御外界侵害，维护身体的健康稳定。

以牙周病为例，这种看似局限在局部的炎症性疾病，实则与全身健康紧密相连。研究表明，牙周病不仅是牙周组织的一种炎症表现，更是冠心病、糖尿病等全身性疾病的重要风险因素。牙周致病菌的入侵，会激活体内的炎症反应，导致血管内皮细胞受损，增加心脑血管疾病的发病风险。同时，高血糖状态也会削弱机体的免疫功能，使口腔更易受到致病菌的侵袭，从而加剧糖尿病的并发症。

更有趣的是，人体的免疫状态在牙周病的发展过程中扮演着至关重要的角色。风湿免疫疾病患者往往伴随着较高的牙周病发病率，这提示我们免疫系统的功能状态可能直接影响牙周组织的健康状况。免疫系统的失衡，会削弱其对致病菌的防御能力，使得口腔微生物群失衡，从而引发或加剧牙周病。

▶ 口腔健康与风湿免疫疾病的隐秘联系

近年来，越来越多的研究揭示了口腔健康与风湿免疫疾病之间的密切联系。风湿免疫疾病是一类以免疫系统异常为特征的慢性疾病，它们往往伴随着全身多系统的损害。而口腔作为身体的一部分，其健康状况也必然受到免疫状态的影响。

研究发现，风湿免疫疾病患者的口腔健康状况普遍较差，牙周炎和龋病的发病率显著高于健康人群。以类风湿关节炎为例，该病患者的牙周炎发病率高达94.91%，这一惊人的数字足以引起我们对该类患者口腔健康的重视。同样，舍格伦综合征患者的龋病问题也十分严重，龋均数高达7.84，这表明他们的口腔环境已经处于严重的失衡状态。

▶ 守护口腔健康：预防全身性疾病的关键一步

鉴于口腔健康与身体免疫系统及全身性疾病之间的紧密联系，维护口腔健康成了预防全身性疾病的关键一环。以下是一些实用的建议，帮助我们更好地守护口腔健康。

1. 定期口腔检查

定期进行口腔健康检查，可以及时发现并治疗口腔疾病，避免病情恶化。牙医的专业建议和治疗方案，将为我们提供有力的健康保障。

2. 保持良好的口腔卫生

通过科学的刷牙方法、合理使用牙线和齿间刷等口腔清洁工具，可以有效减少口

腔中的有害细菌，维护口腔环境的清
洁与卫生。

3. 健康饮食

均衡的饮食结构对于维持口腔微
生物群的平衡至关重要。减少高糖食
品的摄入，多摄入富含维生素和矿物
质的食物，有助于促进口腔健康。

4. 戒烟限酒

烟草和酒精是口腔健康的两大
"敌人"。它们会破坏口腔黏膜的完整
性，削弱口腔的防御能力，增加口腔
疾病的发病风险。因此，戒烟限酒是维护口腔健康的重要措施。

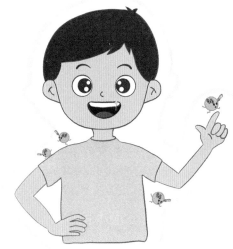

5. 增强免疫力

通过适量运动、充足睡眠、减少压力等方式增强免疫力，有助于提升身体对口腔
致病菌的防御能力，维护口腔健康。

睡眠质量的隐形推手

在日复一日的忙碌生活中，睡眠占据了相当重要的位置。良好的睡眠质量不仅关乎第二天的精神状态和工作效率，更是我们身心健康不可或缺的一部分。然而，口腔健康这一看似与睡眠无直接关联的领域，实际上与我们的睡眠质量紧密相连。

▶ 龋病与牙周病：睡眠质量的潜在威胁

研究表明，存在牙痛、牙周炎、颞下颌关节紊乱等口腔健康问题的个体，更容易出现睡眠障碍。龋病不仅会导致牙痛，还可能引发牙髓炎等严重并发症，这些疼痛在夜间尤为明显，严重干扰了患者的睡眠。而牙周病则可能因牙龈肿痛、出血等症状，让患者难以安睡。反之，缺乏充足的睡眠可能会增加口腔问题的风险。睡眠不足会影响免疫系统的功能，从而导致口腔感染和炎症。更为严重的是，长期受口腔健康问题困扰的人群，往往伴有较高的抑郁和焦虑情绪，这些负面情绪又会进一步加剧睡眠障碍，形成恶性循环。

▶ 老年人与糖尿病患者：特殊群体的关注焦点

在特定人群中，口腔健康与睡眠质量的联系更为显著。例如，中国老年人的健康行为与口腔健康密切相关。随着年龄的增长，老年人的口腔自洁能力下降，更易患龋病和牙周病。这些口腔问题不仅影响了老年人的进食能力，还对其睡眠质量产生了负面影响。同时，老年糖尿病患者作为另一个特殊群体，其口腔健康状况同样不容乐观。糖尿病患者的口腔自我修复能力减弱，更易感染细菌，导致口腔健康状况恶化。而口腔健康问题的存在，又可能通过影响患者的心理状态和生活质量，间接降低其睡眠质量。

▶ 改善口腔健康：提升睡眠质量

既然口腔健康与睡眠质量之间存在如此紧密的联系，那么改善口腔健康自然成为提升睡眠质量的有效途径。以下是一些实用的口腔保健建议：

1. 定期口腔检查：及时发现并解决问题

定期进行口腔健康检查是预防口腔疾病的关键。通过专业的检查，牙医可以及时发现并治疗潜在的口腔问题，避免其恶化成更为严重的疾病。此外，定期检查还可以帮助患者了解自己的口腔健康状况，制定个性化的口腔保健计划。

2. 良好的口腔卫生习惯：日常护理的基础

保持口腔清洁是预防口腔疾病的重要手段。每天至少刷牙 2 次，使用牙线或齿间刷清洁牙缝，以去除牙菌斑和食物残渣。同时，选择合适的牙刷和牙膏也是非常重要的。对于老年人和糖尿病患者等特殊群体，更需注重口腔卫生的细节，如使用软毛牙刷、定期更换牙刷等。

3. 健康的生活方式：全方位的呵护

除了口腔卫生习惯外，健康的生活方式也对口腔健康有着积极的影响。均衡饮食，避免高糖、高酸性食物和饮料的摄入，以减少对牙齿的损害。不吸烟、不饮酒，以降低患口腔癌等疾病的风险。适量运动，增强体质，提高身体免疫力。此外，保持充足的睡眠时间，也有助于维持口腔健康与整体健康的平衡。

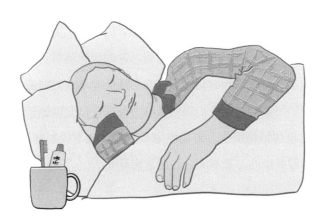

心灵之镜的科学维护

人的口腔不仅仅是咀嚼食物的工具，更是心灵状态的一面镜子。这面镜子，以其独特的方式，映照出我们内心的喜怒哀乐、压力与安宁。科学研究已经证实，口腔健康与心理健康之间存在着复杂而深刻的相互关联，它们之间的界限远比我们想象的要模糊得多。

▶ 心灵之镜：口腔健康与心理健康的双向对话

1. 口腔健康：心理健康的晴雨表

首先，让我们聚焦于口腔健康如何成为心理健康的晴雨表。口腔癌，这一令人闻之色变的疾病，其发生与发展与个体的心理健康状况息息相关。研究发现，口腔癌患者的 SCL-90 总分（一种广泛使用的心理健康症状自评量表）显著高于普通人，特别是在躯体化、抑郁、焦虑等因子上表现尤为突出。这意味着，口腔健康问题不仅仅是生理层面的挑战，更是心理压力的放大器，可能加剧患者的心理负担，形成恶性循环。

进一步的研究揭示了老年人群体中的特殊现象。随着年龄的增长，牙齿脱落成为普遍现象，而这一现象与抑郁症状之间呈现出显著的正相关关系。换句话说，牙齿的缺失不仅仅是衰老的标志，更可能是心理健康问题的预警信号。幸运的是，使用假牙似乎能够成为打破这一恶性循环的钥匙，有助于降低老年人的抑郁风险。

正畸治疗领域的研究同样为我们提供了有力证据。口腔健康较差的正畸患者，在治疗过程中更容易出现情绪困扰，包括焦虑和抑郁。这不仅影响了他们的治疗效果，也进一步证实了口腔健康与心理健康之间的紧密联系。

2. 心理健康：口腔健康的隐形推手

然而，这场双向对话并非单向的。心理健康状态同样对口腔健康的维护和恢复产生着深远的影响。当我们处于压力之下，身体会产生一系列应激反应，这些反应不仅影响我们的情绪状态，也会削弱我们的免疫系统，使口腔更容易受到细菌和病毒的侵袭。因此，心理健康问题往往成为口腔疾病的温床，加剧口腔疾病的恶化。

▶ 科学维护：点亮心灵之镜的光芒

面对口腔健康与心理健康之间的复杂关系，我们该如何科学维护这面心灵之镜的光芒呢？以下是一些实用的建议：

1. 重视口腔健康：定期检查与清洁

首先，我们要将口腔健康纳入日常健康管理的重要议程。定期进行口腔检查和清洁是预防口腔疾病的关键。通过专业的检查和清洁，我们可以及时发现并治疗潜在的口腔问题，避免它们恶化成为影响心理健康的隐患。

2. 心理健康支持：情绪管理的必修课

对于有口腔健康问题的人而言，提供心理健康支持和咨询同样重要。情绪管理不仅有助于缓解因口腔问题带来的心理压力，还能增强患者的自信心和应对能力，促进口腔健康的恢复。因此，将心理健康服务纳入口腔治疗计划已成为一种趋势，为患者提供全方位的健康保障。

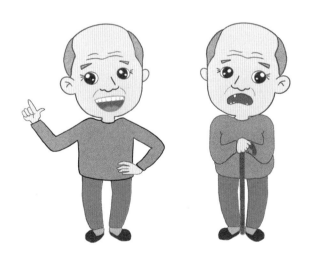

3. 健康生活方式：身心健康的基石

最后，要意识到健康生活方式对于维护口腔和情绪健康的重要性。均衡饮食、适量运动和充足睡眠是身心健康的基石。通过合理搭配食物、保持适量运动以及保证充足的睡眠时间，可以增强身体的免疫力、改善情绪状态，从而为口腔健康提供坚实的支撑。

延缓衰老的秘密盾牌

在探讨人类健康与衰老的复杂关系中，口腔健康不仅关乎我们日常的咀嚼、吞咽与味觉体验，更是连接着身体整体健康与延缓衰老进程的关键桥梁。下面将剖析口腔健康与延缓衰老之间的科学联系，揭示其背后的生理机制，并提供一些建议，帮助读者构建坚实的口腔健康防线。

▶ 口腔疾病：加速衰老的隐形推手

牙周病，作为口腔健康的头号敌人，其影响远不止于口腔局部。研究表明，牙周病与心血管疾病、糖尿病等全身性疾病之间存在密切的关联。这些疾病不仅增加了患者的健康负担，更是加速衰老进程的重要因素。牙周病引发的慢性炎症反应，如同体内的一场无声战争，不断侵蚀着机体的各个系统，加速细胞老化，削弱免疫功能，从而加速整体衰老。

此外，牙齿缺失、龋病等口腔问题也对面部外观产生显著影响。牙颌系统作为支撑面部轮廓的重要组成部分，其缺失或损坏会直接导致面部塌陷、皱纹加深等衰老迹象的出现。而牙龈的增生、红肿等炎症表现，更是让面部显得憔悴不堪，进一步加剧了衰老的视觉印象。

▶ 构建口腔健康防线是抗衰老的坚实后盾

然而，口腔健康并非不可逆转的命运。通过科学的预防与治疗措施，我们完全有能力延缓甚至逆转口腔组织的衰老过程，进而为整体抗衰老战略提供有力支持。

1. 定期口腔检查

建议成年人每年至少进行一次全面的口腔检查，以便及时发现并处理潜在的口腔问题。对于儿童、老年人及高风险群体，检查频率应适当增加。

2. 培养良好的口腔卫生习惯

掌握正确的刷牙方法（如巴氏刷牙法），每天至少刷牙两次，每次不少于两分钟。同时，使用牙线或齿间刷清洁牙缝中的食物残渣和细菌。

3. 均衡饮食

减少高糖、高酸性食物的摄入，增加富含纤维、维生素和矿物质的食物比例。保持饮食多样化，为口腔提供全面的营养支持。

4. 戒烟限酒

吸烟和过量饮酒都是导致口腔疾病的重要因素。为了自己和家人的健康着想，请尽早戒烟限酒。

5. 适量运动

定期进行适量的体育锻炼有助于增强体质、提高免疫力。同时，运动还能促进唾液分泌、改善口腔环境。

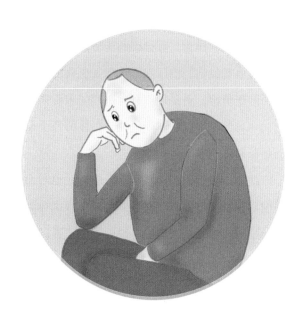

6. 关注心理健康

保持积极乐观的心态对于维护口腔健康同样重要。长期的精神压力可能导致免疫力下降、口腔疾病频发。因此，我们要学会调节情绪、释放压力，保持心理健康。

守护听力，从"齿"开始

有一条鲜为人知的健康纽带悄然存在于我们身体的两个看似不相关的部位——口腔健康与听力之间。尤其对于步入老年阶段的人群而言，这种联系更不可忽视。下面将探讨这一话题，揭示口腔健康与听力之间隐藏的奥秘。

▶ 口腔健康与听力健康共进退

1. 牙齿缺失：听力损伤的隐形推手

研究数据显示，老年人群中牙齿的缺失情况与其听力损伤的风险之间存在着显著的关联。具体来说，牙齿数量越少的老年人，其发生听力损伤的风险就越高。与拥有完整或相对完整牙齿（即牙齿数量 ≥ 20 颗）的老年人相比，那些牙齿数量显著减少（如牙齿数量为 10～19 颗、1～9 颗甚至完全缺失）的老年人，其听力损伤的风险分别增加了不同程度的倍数。尤其是在年龄较大（≥ 80 岁）且未使用义齿的老年人群体中，这种关联更为显著。

这一现象的背后，隐藏着怎样的科学机制呢？一种被广泛接受的观点是，牙齿的咀嚼作用不仅仅是对食物进行物理性破碎以便于消化吸收那么简单。更重要的是，咀嚼过程中的适当负荷能够刺激颌骨，促进颌骨的血液循环和新陈代谢，从而维持其健康状态。而颌骨的健康与否，又与中耳的解剖结构紧密相连。中耳位于颅骨内部，紧邻颌骨，其内部结构和功能的完整性对于声音的传导和听力的维持至关重要。因此，牙齿的缺失和颌骨健康的受损可能间接地影响到中耳的正常功能，进而增加听力损伤的风险。

2. 口腔感染：听力健康的潜在威胁

除了牙齿缺失外，口腔感染如牙周病也是影响听力健康的另一个重要因素。牙周炎是一种由细菌感染引起的口腔疾病，它不仅会导致牙龈红肿、出血、牙齿松动甚至脱落等严重后果，还可能通过血液循环将细菌或炎症介质传播到身体的其他部位，包括耳部。这些细菌或炎症介质在耳部定植后，可能引发中耳炎等耳部疾病，进而对听力造成损害。

尽管口腔健康与听力之间的关联已经得到了广泛的认可，但两者之间的具体作用机制仍然需要更深入的研究来揭示。目前，科学家们正在从多个角度入手，包括分子生物学、免疫学、解剖学等，以期找到更为精确的解释。例如，他们正在研究是否存在某些特定的基因变异或环境因素，能够同时影响口腔健康和听力；同时也在探索口腔细菌与耳部细菌之间的相互作用关系，以及这种相互作用如何影响听力健康。

▶ 守护听力，从维护口腔健康开始

鉴于口腔健康与听力之间的紧密联系，维护良好的口腔健康对于预防老年人听力损伤具有重要意义。以下是牙医为我们提供的一些实用建议：

1. 定期进行口腔检查

及时发现并治疗口腔疾病，如龋病、牙周病等，以减少牙齿缺失的风险。

2. 保持良好的咀嚼习惯

适当咀嚼有助于刺激颌骨健康，从而间接保护听力。对于牙齿缺失的老年人，建议咨询牙医并考虑使用义齿等修复方式。

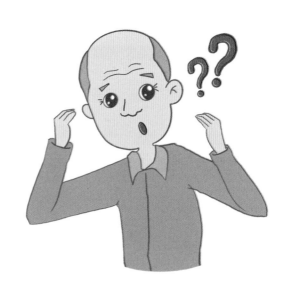

3. 注意口腔卫生

坚持早晚刷牙、饭后漱口等良好的口腔卫生习惯，以减少口腔细菌滋生和感染的风险。

4. 避免过度噪音暴露

除了维护口腔健康外，我们还应

注意保护耳部免受噪音的损害。尽量避免长时间处于高分贝的噪音环境中，必要时可佩戴耳塞等防护用品。

5. 定期进行听力检查

对于老年人而言，定期进行听力检查是及时发现并治疗听力损伤的有效手段。一旦发现听力下降等问题，应及时就医并遵医嘱进行治疗。

微笑背后的科学真相

在运动这片充满激情与挑战的舞台上，每一个细节都可能是决定胜负的关键。而在这背后，一个常被忽视却又至关重要的因素正悄然影响着运动员的发挥——那就是口腔健康。接下来将深入探讨口腔健康与运动表现之间的微妙联系，揭示那些藏在微笑背后的科学真相，助您以最佳状态驰骋赛场。

▶ 口腔健康与心理状态的共鸣

在运动场上，一个自信的微笑往往能瞬间点燃观众的热情，也无声地传达出运动员的坚定与从容。这种心理状态的积极反馈，实则是口腔健康状态在情绪层面的映射。当我们的口腔处于健康状态时，不仅减少了因疼痛或不适带来的心理负担，还能提升整体的自我认知与自我价值感，从而在心理上为运动员筑起一道坚固的防线，助力他们在关键时刻保持冷静与专注。

▶ 口腔问题对运动表现的负面影响

然而，口腔问题却像是一把无形的枷锁，悄然束缚着运动员的发挥。龋病、牙周病、牙敏感等常见口腔疾病，不仅会在训练和比赛中引发疼痛与不适，分散运动员的注意力，还可能因需要治疗而占用宝贵的恢复时间，直接削弱其竞技状态。

1. 龋病之痛

龋病若未得到及时治疗，可能会发展至牙髓炎，引发剧烈的牙痛。在高强度的比赛中，这种突如其来的疼痛足以让任何一位顶尖运动员分心，影响其战术执行和判断力。

2. 牙周病的连锁反应

牙周病不仅会导致牙龈出血、牙齿松动，还可能影响呼吸道的通畅度，进而影响到运动员的呼吸效率和氧气摄入。此外，牙周问题导致的缺牙还可能影响语音发音的清晰度，对于需要频繁交流的运动项目而言，这无疑是一个不容忽视的障碍。

▶ 口腔健康助力提升运动能力

1. 优化呼吸效率

在耐力运动中，正确的呼吸技巧是提升运动表现的关键。一个健康的口腔结构有助于保持气道的通畅，使运动员能够更高效地吸入氧气，排出二氧化碳，从而延长运动时间和提升运动能力。

2. 促进营养吸收

良好的咀嚼功能是确保食物充分碾碎、与唾液混合并顺利咽下的基础。这不仅有助于运动员从食物中获取足够的能量和营养素，支持其高强度的训练和恢复需求，还能避免因消化不良而引发的身体不适。

3. 减少感染风险

口腔是身体微生物的"聚集地"，保持良好的口腔卫生可以降低口腔内有害细菌的数量，减少口腔感染的风险，从而避免因感染导致的免疫力下降和体能下降。

▶ 口腔保健全攻略：为运动表现保驾护航

1. 定期口腔检查

建议运动员至少每年进行一次全面的口腔健康检查，及时发现并处理潜在问题。对于专业运动员而言，更应根据训练强度和比赛安排调整检查频率，确保口腔健康始终处于最佳状态。

2. 及时处理口腔问题

无论是牙齿外伤还是其他口腔疾病，一旦发现应立即就医。专业的牙医会根据病情制定相应的治疗方案，帮助运动员尽快恢复健康，减少因口腔问题对运动表现的影响。

3. 保持良好的口腔卫生

日常坚持刷牙、使用牙线和必要时使用漱口水是保持口腔清洁的基本措施，及时清理口腔中的食物残渣和细菌，可以有效预防口腔疾病的发生。

4. 合理饮食管理

避免高糖和酸性食物的摄入，减少对牙齿的损害。同时，保证均衡营养的摄入，为身体提供充足的能量和营养素支持训练和恢复。对于需要控制体重的运动员而言，科学合理的饮食计划同样至关重要。

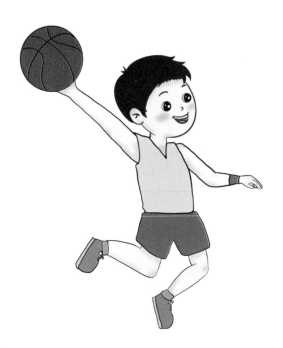

准妈妈的口腔健康指南

为健康宝宝打下坚实基础

不可忽视的母婴纽带

孕期 X 线检查：口腔健康与胎儿安全的双重考量

产后口腔护理：为快速恢复打下基础

......

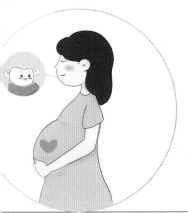

准妈妈的口腔健康指南

　　孕期，作为女性生命中最为神圣且独特的阶段，不仅承载着新生命孕育的喜悦与期待，同时也伴随着母体生理环境的深刻变化，这些变化对女性的整体健康，尤其是口腔健康，构成了独特的挑战与影响。因此，孕前口腔保健作为保障母婴健康的重要一环，其重要性不言而喻。

▶ 孕前口腔健康教育：构建健康基石

　　孕前口腔健康教育是准妈妈们踏上健康孕育之旅的首要步骤。这一时期，女性应充分认识到孕期口腔健康与自身及胎儿健康的紧密联系，并主动学习和掌握正确的口腔保健知识与技能。

1. 正确刷牙技巧的掌握

　　正确的刷牙方法是维护口腔健康的基础。推荐采用巴氏刷牙法，这种刷牙方式强调牙刷毛与牙齿表面呈 45° 角，以轻柔的压力短距离水平颤动牙刷，确保有效清除牙齿表面及牙缝间的食物残渣和菌斑。此外，选择合适的牙刷和牙膏同样重要。硬度适中的牙刷能够减少对牙龈的刺激并保证清洁力，而含氟牙膏则能有效预防龋病的发生。

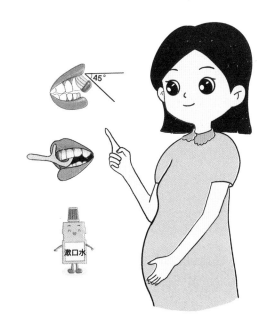

2. 辅助清洁工具的使用

　　除了基本的刷牙外，准妈妈们还应

学会使用牙线、齿间刷、冲牙器等辅助清洁工具，以彻底清除牙齿邻面及难以触及的隐蔽区域的食物残渣和菌斑。这些工具的使用不仅能够预防邻面龋病的发生，还能有效减少牙菌斑对牙龈的刺激，预防牙周疾病。

3. 良好的口腔卫生习惯

良好的口腔卫生习惯是维护口腔健康的关键。准妈妈们应坚持每日至少2次刷牙，每次刷牙时间不少于2分钟，并确保每个牙面都得到充分的清洁。此外，餐后漱口也是保持口腔清洁的重要措施之一，能够有效去除口腔内的食物残渣和异味。同时，定期更换牙刷、避免使用公共毛巾等卫生习惯也是预防口腔疾病的重要措施。

▶ 孕前口腔全面检查：防患于未然

孕前进行全面的口腔检查是预防孕期口腔疾病的重要一环。通过专业的口腔检查，可以及时发现并处理口腔内的潜在病灶，为孕期的口腔健康保驾护航。

1. 智齿的X线检查

智齿作为人类进化过程中逐渐"退出舞台"的牙齿，其萌出情况往往因人而异。部分智齿由于萌出空间不足而呈现阻生或半阻生状态，容易引发智齿冠周炎等口腔疾病。因此，孕前进行智齿的X线检查有助于评估智齿的萌出情况，为后续治疗提供依据。

2. 潜在病灶的处理

口腔内的潜在病灶如牙结石、龋病等不仅会影响口腔健康，还可能在孕期因激素水平变化而加重。因此，孕前应尽早处理这些潜在病灶。对于牙结石，可采用龈上洁治和龈下刮治等方法进行清除；对于龋病，则应根据病变程度选择合适的方法进行治疗。

▶ 完善牙周治疗：为孕期口腔健康筑起防线

考虑到孕期体内激素水平的变化对牙龈组织的影响，孕前进行完善的牙周治疗显得尤为重要。通过去除牙结石和菌斑等刺激因素，可以减轻牙龈的炎症反应，降低妊娠性牙龈炎等口腔疾病的发生风险。

1. 龈上洁治与龈下刮治

龈上洁治主要清除牙龈上方的牙结石和菌斑；而龈下刮治则深入牙龈下方，清除隐藏在牙周袋内的牙结石和菌斑。这两种治疗方法相结合，能够全面清除口腔内的刺激因素，为牙龈组织创造一个健康的环境。

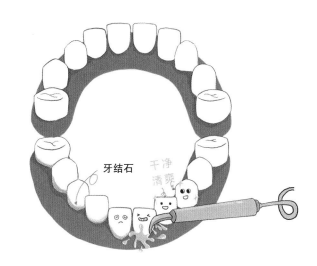

2. 牙周维护与治疗

在完成初步的牙周治疗后，准妈妈们还需定期进行牙周维护治疗，以巩固治疗效果并预防复发。这包括定期进行口腔检查、洁牙等措施，以及根据医嘱进行必要的牙周治疗。

▶ **智齿的预防性拔除：规避孕期风险**

对于存在阻生或半阻生情况的智齿，其在孕期出现冠周炎疼痛的风险较高。因此，孕前检查后如有必要，建议提前拔除这些智齿以规避孕期风险。

1. 拔除指征的评估

智齿的拔除指征应根据其萌出情况、病变程度及患者的主观意愿等多方面因素进行综合评估。对于有发炎风险或可能会发炎的智齿，应优先考虑拔除。

2. 拔除术前的准备与术后的护理

拔除智齿前应进行全面的口腔检查和必要的术前准备，如拍摄 X 线片以评估智齿的根部形态和邻近组织的解剖关系等。术后则需注意口腔卫生和饮食调整等护理措施以促进伤口的愈合。

口腔健康对孕期的影响

在女性生命的长河中，孕期无疑是一段充满奇迹与挑战的旅程。这段时期，女性的身体经历了翻天覆地的变化，从内分泌系统到各个器官，都在为孕育新生命而调整。其中，口腔健康作为全身健康的重要组成部分，其重要性在孕期尤为凸显。它不仅关乎孕妇本人的生活质量，更与胎儿的生长发育、出生体重乃至未来的健康状况紧密相连。

▶ 孕期口腔健康的重要性

1. 为胎儿健康筑防线

孕期口腔健康与胎儿健康之间存在着密切的联系。研究表明，口腔中的细菌并非孤立存在，它们可以通过血液循环系统"潜入"子宫，对胎儿构成潜在威胁。特别是当孕妇患有口腔感染时，如牙周炎等，这些细菌及其产生的毒素可能增加早产、低体重儿等不良妊娠结局的风险。因此，维护孕期口腔健康，就是在为胎儿的健康筑起一道坚实的防线。

2. 营养吸收的桥梁

良好的口腔健康是孕妇获取充足营养的重要保障。孕妇需要摄入更多样化、更均衡的营养物质以满足胎儿生长发育的需求。然而，口腔问题可能导致咀嚼困难或疼痛，使孕妇在进食时产生畏惧心理，从而减少食物的摄入量和种类，影响营养的均衡吸收。这不仅会影响孕妇自身的健康，还可能限制胎儿的生长潜力。

3. 重视孕期心理健康

孕期心理健康同样不容忽视。口腔疾病如龋病、牙周病引起的疼痛，可能会影响孕妇睡眠和饮食，导致孕期心理压力较大。而口臭、牙齿不美观等问题，可能降低孕妇的自信心和社交意愿，引发焦虑、抑郁等负面情绪。孕期良好的心理健康状态，对于促进母婴情感交流、降低孕期并发症风险具有重要意义。因此，维护孕期口腔健康，也是保障孕妇心理健康的重要一环。

▶ 孕期口腔健康问题

1. 妊娠性牙龈炎：激素驱动的炎症风暴

妊娠性牙龈炎是孕期最常见的口腔问题之一。由于孕期激素水平的变化，牙龈组织变得更加敏感和脆弱，容易受到牙菌斑的刺激而引发炎症。这种炎症表现为牙龈肿胀、出血、疼痛等症状，严重时可能影响孕妇的进食和睡眠。

2. 龋病：饮食习惯改变的副产物

孕期，由于孕妇的口味和饮食习惯可能发生变化，如更频繁地进食、偏好甜食等，这些变化为龋病的发生提供了有利条件。龋病不仅会导致牙齿疼痛、敏感等症状，还可能影响孕妇的咀嚼功能和营养吸收。

3. 口腔干燥：唾液分泌的"旱季"

孕期，部分孕妇可能会出现口腔干燥的症状。唾液在口腔中起着清洁、润滑和抗菌的重要作用。当唾液分泌减少时，口腔的自洁能力下降，细菌容易滋生繁殖，从而增加口腔感染的风险。

▶ 孕期口腔健康的维护策略

1. 定期口腔检查：早发现、早治疗

孕期应定期进行口腔健康检查，以便及时发现并治疗口腔问题。牙医会根据孕妇的具体情况制定个性化的治疗方案，确保治疗过程安全有效。

2. 良好的口腔卫生习惯

保持正确的刷牙方式和养成使用牙线的习惯是维护口腔健康的基础。孕妇应选择软毛牙刷和含氟牙膏进行刷牙，每天至少早、晚各一次，每次不少于2～3分钟。同时，使用牙线或齿间刷清洁牙齿间的缝隙和难以触及的区域。

3. 健康饮食：营养与口腔健康的双赢

均衡饮食对于维护孕期口腔健康至关重要。孕妇应减少高糖、高酸性食物的摄入量，避免频繁进食零食和饮料。多吃富含纤维素的水果和蔬菜有助于促进唾液分泌和口腔自洁能力。

4. 适当增加水的摄入：口腔的"保湿剂"

保持口腔湿润有助于减少细菌滋生和口腔感染的风险。孕妇应适当增加水的摄入量，特别是在进食后要记得漱口。

5. 远离有害物质的诱惑

吸烟和饮酒不仅会对孕妇自身的口腔和全身健康造成损害，还可能对胎儿产生严重的负面影响。因此，孕期应避免吸烟和饮酒等有害行为。

▶ 培养良好的饮食习惯

良好的饮食习惯不仅有助于准妈妈们保持营养均衡，还能有效预防口腔疾病的发生。

1. 全面摄入，科学配比

孕期营养需求复杂多样，需全面考虑蛋白质、脂肪、糖类、维生素、矿物质及膳食纤维等各大营养素的摄入。此外，维生素与矿物质更是不可或缺，如叶酸可预防胎儿神经管畸形，钙、铁等矿物质则关乎骨骼健康与血液生成。

2. 定时定量，细嚼慢咽

良好的饮食习惯还体现在定时定量、细嚼慢咽上。定时进食有助于维持血糖稳定，而细嚼慢咽则能促进食物消化吸收，减轻胃肠负担。同时，这也为口腔健康提供了有力保障，减少了食物残渣在口腔内的滞留时间，降低了龋病、牙周病等口腔疾病的风险。

3. 戒烟戒酒，心理健康

烟草和酒精会增加口腔健康问题的风险，因此准妈妈们应戒烟戒酒。整个妊娠期都应避免过度的压力，保持良好的心态，这样才有助于口腔健康。对于有牙科焦虑的准妈妈，可以通过心理辅导、放松训练等方式来缓解其看牙焦虑感，以利于牙科治疗的顺利进行。

为健康宝宝打下坚实基础

女性孕期，伴随着一系列生理与心理的深刻变化。在这段特殊的日子里，准妈妈们的身体健康状况直接关系到腹中胎儿的成长与发育，而常常被忽视的一点便是口腔健康。实际上，孕期口腔健康不仅是准妈妈个人福祉的体现，更是保障母婴安全、促进胎儿健康成长的重要一环。

▶ 孕期口腔健康的挑战与风险

1. 激素对牙龈的微妙影响

孕期，女性体内的激素水平发生了翻天覆地的变化，特别是雌激素和孕激素的显著升高，这些激素如同无形的指挥家，引导着身体各系统进入一种全新的平衡状态。然而，对于口腔而言，这些激素的变化却可能带来一系列挑战。它们会作用于牙龈组织，导致其充血、肿胀，降低了牙龈对炎症的抵抗力，使得牙龈炎的发生率显著增加。还可能影响孕妇的进食和营养吸收，进而对胎儿的生长发育产生不利影响。更为严重的是，少数孕妇可能会出现一种名为"妊娠性牙龈瘤"的病变，这些深红色、无痛的肿块不仅容易出血，还可能在口腔内形成不适，也影响美观，但幸运的是，它们通常在怀孕末期会逐渐消退。

2. 牙周病的潜在威胁

孕期激素的波动不仅影响牙龈，还为口腔中的致病菌提供了温床。如果准妈妈原本就存在牙周病，那么这一时期症状可能会急剧恶化。牙龈出血增多、自发性出血乃至牙齿松动都可能成为现

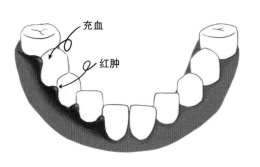

充血

红肿

实的困扰。牙周病，这一由厌氧菌感染引起的口腔疾病，其释放的炎性因子不仅会在口腔内肆虐，还可能通过血液循环进入全身，甚至穿透胎盘屏障，对胎儿的神经系统发育构成潜在威胁。此外，多项研究已表明，牙周病与早产、低出生体重等不良妊娠结局之间存在密切关联，进一步凸显了孕期口腔健康管理的重要性。

3. 甜蜜陷阱：龋病的温床

孕期的饮食习惯也会发生显著变化，频繁进食和对酸甜食物的偏好成为了许多准妈妈的常态。这种饮食模式不仅可能导致体重增加，还可能对牙齿造成不利影响。甜食中的糖分与口腔中的细菌相互作用，产生酸性物质，腐蚀牙釉质，引发龋病。同时，孕早期的孕吐反应也可能导致胃酸反流，进一步加剧牙齿的酸蚀与脱矿过程，使得孕期患龋病的概率显著增加。

4. 智齿的隐忧：冠周炎的困扰

孕期激素水平的变化和抵抗力的降低还可能使智齿周围的牙龈组织变得更加脆弱，容易发生炎症肿胀，导致智齿冠周炎的发生。这种疼痛难忍的口腔疾病不仅会影响准妈妈的日常生活和饮食，还可能对胎儿造成不良影响。由于孕期治疗选择相对有限，原则上不建议拔除智齿，但如果在怀孕第 4～6 个月期间，经过医生评估确有必要，并在严密的监护下，还是可以进行智齿拔除手术以减轻疼痛并降低风险。

▶ 孕期口腔健康管理的策略与行动

1. 孕期：持之以恒，重视口腔护理

孕期口腔护理的关键在于坚持和细致。每天饭后都应刷牙并使用软毛牙刷和含氟牙膏以减轻牙龈出血和牙菌斑的堆积。早晚和三餐后用淡盐水漱口可以有效预防口腔感染。此外，牙线是清除牙齿间食物残渣和牙菌斑的有效工具，建议餐后使用以保持口腔清洁。在饮食上应均衡摄入蛋白质、维生素、钙和磷等营养素，多吃新鲜蔬菜和水果并减少甜食的摄入以减少龋病的风险。

2. 定期口腔检查：及时发现与治疗

孕期应定期进行口腔检查，以便及时发现并治疗口腔问题防止问题恶化。如果孕

期出现口腔问题应选择妊娠中期（4～6个月）相对安全的时间进行治疗。在选择治疗方案时应充分考虑孕妇和胎儿的安全避免使用可能对胎儿产生不良影响的药物。同时在使用任何药物前应咨询牙医和产科医生的建议以确保母婴安全。

3. 健康合理的生活方式

孕期应避免吸烟和饮酒等不良生活习惯，保持健康的生活方式。同时保持充足的睡眠和乐观的心态，有助于降低由于压力和睡眠不足引起的口腔问题，如牙龈炎或牙周炎的风险。此外，放松心情还有助于减少压力相关的磨牙或紧咬等行为这些行为也会对牙齿和牙龈造成损害。

不可忽视的母婴纽带

在孕期，母亲的身体成了新生命的摇篮，不仅承载着孕育生命的重任，更在无形中为胎儿的未来健康铺设基石。在这段旅程中，母亲的口腔健康与胎儿牙齿的发育之间存在着一种至关重要的联系，它如同一条细丝，将母子两代的健康紧密相连。

▶ 孕期：胎儿牙齿发育的黄金时期

在胎儿成长的最初几周里，口腔结构的雏形已经悄然形成。随着孕期的推进，胎儿的颌骨开始发育，牙齿的"种子"——牙胚，在颌骨中静静等待破土而出的时刻。这一时期，胎儿牙齿的发育不仅需要时间，更依赖于来自母亲体内的丰富营养支持。钙、磷、维生素 A、维生素 D、维生素 C 等关键营养素，如同建筑牙齿大厦的砖石与砂浆，通过母亲的饮食摄入，经由血液循环，源源不断地输送到胎儿的牙齿发育前线，确保每一颗牙齿都能健康、坚实地成长。

1. 母亲口腔健康：助推胎儿牙齿发育

然而，母亲的口腔健康异常，却常常成为这一过程的潜在威胁。当母亲患有牙周病时，口腔内的炎症介质如同一群不速之客，悄悄潜入血液循环系统，试图影响

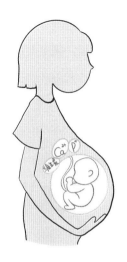

胎儿的生长发育。这些有害物质可能诱发早产、低体重儿等不良妊娠结局，进而间接影响胎儿牙齿的正常发育。早产儿的牙齿可能因发育时间不足而显得小巧、薄弱，更易受到龋病等口腔疾病的侵袭。

2. 孕期不良习惯：胎儿牙齿健康的隐形杀手

除了口腔疾病外，母亲在孕期的某些不良习惯也可能对胎儿的牙齿健康造成致命打击。吸烟，这一看似寻常的行为，却如同在胎儿的牙齿发育温室中投下了毒雾。烟雾中的有害物质随着母亲的呼吸进入血液，再通过胎盘传递给胎儿，不仅降低了胎儿血液中的氧气含量，还干扰了钙和维生素 D 等关键营养素的正常代谢，导致胎儿牙齿发育不良、结构脆弱。此外，吸烟还可能增加唇腭裂等先天性畸形的风险，让胎儿的微笑蒙上阴影。

酒精，这杯甘甜的毒药，同样不容忽视。孕期饮酒，酒精分子会穿越胎盘屏障，直接影响胎儿的口腔和牙齿发育。它干扰了钙和维生素 D 的代谢过程，使得牙齿在矿化阶段无法得到充足的营养支持，从而增加了牙齿发育不良和龋病的风险。

3. 孕期用药需谨慎：药物可能影响胎儿牙齿发育

在孕期，母亲用药也需谨慎。一些药物可能对胎儿的牙齿发育产生不良影响。例如，四环素类药物可能导致胎儿牙齿变色和发育不全；氨基糖苷类抗生素不仅对听力有潜在威胁，而且也可能影响牙齿的发育；维生素 A 过量摄入可能引发出生缺陷，包括唇腭裂等，进而影响牙齿的正常排列；抗病毒药物如利巴韦林具有明确的致畸风险，孕期应绝对禁用；而某些激素类药物如己烯雌酚则可能导致胎儿生殖器官和牙齿的异常发育。

4. 孕期口腔保健：为胎儿牙齿健康护航

面对这些潜在的风险和挑战，母亲在孕期应更加重视口腔健康的维护和保健。首先，保持良好的口腔卫生习惯至关重要。定期刷牙、使用牙线清洁牙缝、定期进行口腔检查等措施可以有效预防口腔疾病的发生。其次，在饮食上应注重均衡营养的摄入特别是富含钙、磷和维生素的食物如牛奶、绿叶蔬菜、坚果等应成为餐桌上的常客。此外，避免吸烟、饮酒等不良习惯也是保护胎儿牙齿健康的重要措施。

当然，孕期口腔问题并非不可避免。一旦出现问题应及时就医并遵循医生的建议进行治疗。临床实践表明孕期进行的口腔治疗如洁治、刮治等是安全的只要在孕中期进行并遵循医生的指导就不会对胎儿造成影响。这些治疗不仅可以有效控制口腔疾病还可以为胎儿牙齿的健康发育创造良好的口腔环境。

孕期 X 线检查：口腔健康与胎儿安全的双重考量

在孕期，口腔健康与胎儿安全成为准妈妈们关注的焦点。孕期口腔 X 线检查，是诊断孕期妇女口腔疾病（如龋病、牙周病等）的重要手段。然而，由于 X 线的辐射可能对胎儿造成的潜在风险，在孕期的使用却往往让人陷入两难：一方面，它是诊断口腔问题的常用方法；另一方面，人们担忧它对胎儿可能造成伤害。

▶ 孕期口腔健康的特殊意义

孕期，由于激素水平的变化、饮食习惯的调整以及孕期特有的身体反应，女性更容易遭遇口腔问题的挑战，如妊娠期牙龈炎、龋病加重、智齿冠周炎等。这些问题不仅影响孕妇的生活质量，还可能通过感染途径对胎儿的健康构成潜在威胁。因此，保持孕期口腔健康，及时诊断并治疗口腔疾病，对于保障母婴安全具有至关重要的意义。

▶ 口腔 X 线检查：孕期口腔健康的常用手段

口腔 X 线检查作为诊断口腔疾病的常用手段，其在孕期的应用一直备受关注。这些检查通过 X 线的穿透性，能够清晰显示牙齿、牙周组织及颌骨的内部结构，为医生提供准确的诊断依据。然而，鉴于 X 射线的辐射性质，孕期进行此类检查必须慎之又慎，以确保胎儿的安全。

▶ 辐射风险的科学解析

关于孕期 X 光检查的安全性，科学界已进行了大量研究。美国妇产科医师学会

（ACOG）等权威机构明确指出，当辐射剂量低于一定阈值时（如 50 mSv），对胎儿的潜在风险可忽略不计。这一结论基于大量流行病学数据和动物实验结果，为孕期 X 光检查的合理应用提供了科学依据。

具体到孕期不同阶段，胎儿对辐射的敏感性存在差异。胚胎器官形成期（孕 2～8 周）是胎儿最为脆弱的时期，但即便是这一时期，也需达到相当高的辐射剂量（如 200 mSv）才可能引发致畸效应。而常规口腔 X 光检查，包括 CBCT、口腔全景片及小牙片，其辐射剂量远低于这些阈值，因此理论上不会对胎儿造成不良影响。

▶ 口腔 X 线检查的辐射剂量详解

1. CBCT

作为先进的牙科影像技术，CBCT 能够提供高分辨率的三维图像，对复杂病例的诊断具有显著优势。然而，其辐射剂量相对较高，一般约 50 μSv。尽管如此，这一剂量仍远低于对胎儿产生危害的阈值，且在实际应用中，医生会根据具体情况调整扫描参数，以尽可能降低辐射剂量。

2. 口腔全景片

口腔全景片是观察上下颌骨及牙齿情况的重要工具，其辐射剂量极低，通常在 22 μSv 左右。该剂量对于胎儿而言可以忽略不计，是孕期口腔检查中较为安全的选项之一。

3. 口腔小牙片

主要用于检查单个牙齿及其周围组织，其辐射剂量更低，在 1～5 μSv。这种低剂量检查在孕期同样被认为是安全的，可用于解决特定的口腔问题。

▶ 孕期口腔 X 线检查的实践策略

鉴于孕期口腔健康的特殊性和 X 线检查的潜在风险，实践中应采取一系列策略以确保检查的安全性和有效性：

1. 专业评估与指导

在进行任何口腔 X 线检查前，孕妇应咨询专业医生，评估检查的必要性及潜在风险。医生会根据孕妇的具体情况和病情需要，制定个性化的检查方案。

2. 采取防护措施

在检查过程中，医疗人员应确保使用适当的防护装置（如铅制围裙）以减少孕妇腹部的辐射暴露。同时，优化扫描参数、缩短曝光时间等措施也有助于进一步降低辐射剂量。

3. 权衡利弊

在决定是否进行 X 线检查时，应充分考虑检查的益处与潜在风险之间的平衡。对于非紧急、非必要的检查，可优先考虑其他非侵入性检查手段或推迟至产后进行。

4. 关注早期检查

尽管孕早期是胎儿对辐射最为敏感的时期，但并非所有 X 线检查都应绝对避免。在必要时，如存在严重口腔问题且非侵入性检查无法明确诊断时，可谨慎进行 X 线检查。

5. 加强孕期口腔保健

预防胜于治疗。孕妇应加强孕期口腔保健意识，定期进行口腔检查、保持良好的口腔卫生习惯、合理调整饮食结构等，以减少口腔疾病的发生风险。

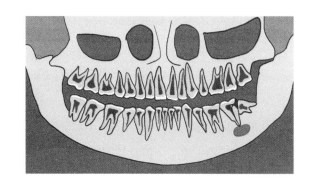

孕期口腔 X 线检查作为诊断口腔疾病的重要手段，在保障母婴安全方面发挥着重要作用。通过科学评估、专业指导以及采取适当的防护措施和权衡策略，我们可以在确保胎儿安全的同时维护孕妇的口腔健康。因此，孕期并非口腔 X 线检查的绝对禁忌期，关键在于如何合理、安全地应用这一技术为母婴健康保驾护航。

孕育期口腔健康与
母乳喂养的和谐构建

在母乳喂养中，口腔无疑是最初也是最关键的器官。作为食物进入人体的第一门户，口腔通过其复杂的生理结构和精细的感知能力，将各种食材转化为易于吸收的营养物质。这些养分不仅是维持产妇自身健康的基石，更是乳汁生成的源头活水。在这个过程中，口腔不仅完成了基本的消化任务，还通过其健康的微生态环境，为全身各系统，特别是乳腺的健康，提供了坚实的支持。

口腔中的每一次咀嚼，不仅是简单的物理动作，更是对乳腺的一种微妙激励。食物在口腔中被充分咀嚼、混合唾液，形成食团，这一过程不仅促进了营养物质的释放，也为后续的消化过程奠定了基础。同时，咀嚼时产生的肌肉活动和唾液分泌，通过神经-内分泌调节机制，影响着乳腺的活跃度和乳汁的分泌。可以说，口腔的健康状态，直接关系到乳汁的质量和数量，进而影响着宝宝的健康成长。

▶ 乳汁：滋养宝宝的甘泉

乳腺——乳汁的分泌器官，在这场和谐之舞中扮演着至关重要的角色。作为母亲身体的另一大奇迹，乳腺在孕期和哺乳期经历了巨大的变化，从静默的等待到活跃的分泌，它们将口腔中转化而来的营养物质，以及母体自身的能量和免疫力，汇聚成滋养宝宝的甘泉——乳汁。每一滴乳汁都蕴含着母亲深深的爱意和生命的延续，它们不仅是宝宝成长的唯一食物来源，更是连接母子情感的纽带。

然而，乳腺的健康并非孤立存在，它与口腔健康之间存在着千丝万缕的联系。正如前文所述，口腔微生态的失衡可能引发全身性的炎症反应，这种反应同样会波及乳腺组织。此外，孕期和哺乳期的激素变化也使得乳腺组织变得更加敏感和脆弱，容易受到外界因素的影响。因此，维护口腔健康对于保障乳腺健康、促进乳汁分泌具有不可忽视的作用。

▶ 孕期与哺乳期：我的健康我做主

孕期由于激素水平的变化，口腔组织容易出现肿胀、充血等现象，牙龈也变得更加敏感和易出血。此外，孕妇往往由于孕吐等原因而忽视口腔卫生，导致牙菌斑和牙结石的堆积，增加了患牙周病的风险。而牙周病不仅会导致口腔疼痛、牙龈出血等不适症状，还可能通过血液循环影响全身健康，包括乳腺健康。

哺乳期在哺乳过程中，乳房可能会经历胀痛、乳头皲裂等问题，这些都会影响到乳汁的分泌和宝宝的喂养。同时，由于哺乳需要频繁的口腔接触，如果口腔健康状况不佳，还可能将有害细菌传递给宝宝，引发口腔感染等问题。面对这些挑战和机遇，每一位产妇都应该成为自己健康故事的主角，通过积极的行动来维护口腔和乳腺的健康。具体建议如下。

1. 定期口腔检查

孕期和哺乳期应定期进行口腔检查，及时发现并治疗可能存在的口腔问题。这不仅可以减少对乳腺健康和乳汁质量的潜在影响，还可避免问题恶化导致更严重的后果。

2. 及时就医

如果出现口腔疼痛、牙龈出血或其他异常症状，应及时就医并遵医嘱进行治疗。如果需要在哺乳期间进行口腔治疗，应与医生充分沟通并选择安全的治疗方法，以确保不会影响到母乳喂养。

3. 良好的口腔卫生习惯

每天至少刷牙两次并使用含氟牙膏；使用牙线或齿间刷清除牙缝中的食物残渣和牙菌斑；定期更换牙刷以保持其清洁和有效性。这些习惯有助于维护口腔微生态的平衡和减少牙周病的风险。

4. 均衡饮食

确保摄入充足的维生素和矿物质特别是维生素 D 和钙，这对于维持牙齿和骨骼健康至关重要，同时也支持乳腺的健康。多食用富含膳食纤维的食物有助于促进肠胃蠕动和减少便秘等问题，从而减轻对乳腺的压力。

5. 适量运动

适度的体育活动可以促进血液循环提高身体的抗病能力同时也有助于维持健康的体重和心情。产妇应根据自身情况选择合适的运动方式和强度并遵循医生的指导进行锻炼。

6. 保持良好心情

心理压力和焦虑可能会影响激素水平进而影响乳腺健康。通过冥想、瑜伽或其他放松技巧来保持心情平和有助于缓解压力并促进乳汁的分泌。

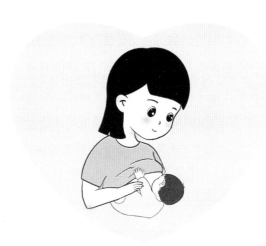

7. 学习正确的母乳喂养技巧

学习正确的母乳喂养姿势，以减少乳房和口腔的压力，促进乳汁的顺畅分泌。

产后口腔护理：为快速
恢复打下基础

在产妇的康复之旅中，口腔护理是一个常常被低估但其重要性却不容忽视的环节。产后的身体，犹如经历了一场剧烈变革的土壤，需要精心照料与充足营养以恢复其原有的活力与肥沃。口腔，作为人体消化系统的首要门户，其健康状况直接关系到产妇的整体恢复进度与生活质量。它不仅影响食物的摄入与消化，还与产妇的免疫系统紧密相连，是维护身体健康的重要防线。

在中国悠久的历史文化长河中，"坐月子"这一传统习俗，深刻体现了对产妇产后身心健康的重视。这一时期，产妇的身体正处于急剧变化的阶段，包括内分泌系统的调整、身体各器官功能的恢复以及心理状态的适应等。因此，加强口腔护理，对于促进产妇的全面康复具有不可估量的价值。

首先，产后免疫力的暂时下降，使得口腔成为细菌滋生的温床。这些细菌若不及时清理，不仅可能引发口腔内部的感染，如龋病、牙周炎等，还可能通过血液循环影响全身，增加产妇感染的风险。此外，口腔健康还与乳汁的分泌密切相关。一旦口腔内出现炎症或感染，可能影响乳汁的质和量，从而对婴儿的喂养产生不利影响。因此，从保障母婴健康的角度出发，加强产后口腔护理显得尤为重要。

针对产后口腔的特殊状况，产妇在护理过程中应特别注意以下几点：一是选用合适的牙刷和牙膏。软毛牙刷能够减少对敏感牙龈的刺激，而含氟牙膏则有助于增强牙齿的抗龋能力。二是保持规律的刷牙习惯。建议产妇在分娩当天身体状况允许的情况下即可开始轻柔地刷牙，每天刷牙 2～3 次，每次刷牙时间 2～3 分钟。同时，要定期使用牙线或者冲牙器清理牙缝中的食物残渣和菌斑，以减少细菌滋生的机会。三是保持口腔湿润。产后由于激素的变化和体内水分的流失，许多产妇会出现口腔干燥的情况。这不仅容易引起口臭和牙龈炎症，还可能加重口腔内的细菌感染。因此，产妇应增加水分摄入并选用不含酒精的漱口水来保持口腔湿润。此外，还可以使用润唇膏或口腔喷雾来进一步缓解口腔干燥等不适感。

在"坐月子"期间，红糖作为传统滋补佳品被广泛应用于产妇的饮食中。然而，从口腔健康的角度来看高糖食物的摄入却可能增加龋病的风险。因此，产妇在享受这些美味佳肴的同时也要注意控制糖分的摄入量并保持良好的口腔卫生习惯以预防龋病的发生。

除了上述具体的护理措施外，产妇还应关注自己的心理健康状况。产后抑郁等心理问题不仅影响产妇的日常生活和情绪状态还可能对口腔健康产生间接影响。因此，保持良好的心理状态对于维护口腔健康同样重要。产妇可以通过冥想、散步或其他放松技巧来缓解产后压力减轻心理负担从而有利于口腔健康的维护。

此外，牙医的专业建议也是产妇产后口腔护理过程中不可或缺的参考。牙医可以根据产妇的具体情况和需求提供个性化的护理方案和指导产妇更好地维护口腔健康。例如，牙医可能会建议产妇使用电动牙刷以提高刷牙效率和使用抗菌漱口水来进一步减少口腔细菌等。

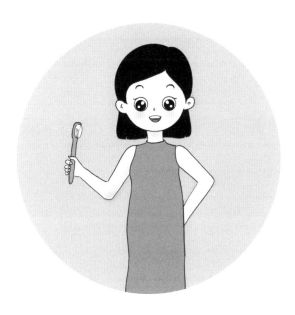

第三章

小小牙齿，大大世界

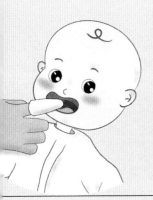

新生儿口腔健康评估

在宝宝出生的第一声啼哭里，我们共同见证了一个新生命的璀璨绽放。伴随着这份新生的喜悦，我们亦肩负起了一项神圣而重大的使命——全面守护宝宝的健康成长，而在这漫长的守护之路上，宝宝的口腔健康，恰似一朵初放的花蕾，需要我们以无尽的温柔与细致，去细心呵护，去精心培育。

▶ 初探新生：宝宝口腔健康的初次探险

宝宝的口腔健康评估，是一次满载着爱与责任的温馨旅程，它标志着宝宝在成长的道路上迈出了坚实的第一步。这场意义非凡的探险建议在宝宝出生后的第一个月即拉开序幕，因为这一时期是宝宝适应外界环境、建立良好生活习惯的黄金时段。选择一个专业且值得信赖的评估地点至关重要，口腔医院的儿童口腔科或是专业的儿童口腔诊所，将是这场探险的理想起点，它们不仅拥有先进的检查设备，更汇聚了经验丰富的医疗专家，能够确保评估过程的专业性与准确性。

▶ 细致入微：口腔健康评估的全面解析

在宝宝口腔健康的初次评估中，我们将从多个维度出发，对宝宝的口腔状况进行全方位的探查与评估。

1. 唇部与面部的温柔审视

首先映入眼帘的是宝宝那粉嫩的唇部，我们将仔细检查其形态、色泽及功能是否正常，特别注意是否有唇裂或其他先天畸形的存在。这些细微的观察，将为宝宝的健康成长奠定坚实的基础。

2. 舌头的灵动探秘

我们将目光转向宝宝的舌头，观察其大小、形态及活动能力，确保它能在口腔内自由舞动，没有舌系带过短等问题的束缚。因为舌头的健康，直接关系到宝宝的吞咽、发音及未来言语能力的发展。

3. 牙龈的细心探查

牙龈作为牙齿生长的摇篮，其健康状况同样不容忽视。我们将仔细检查牙龈是否红润、光滑，有无红肿、出血或异常生长的现象。任何细微的异常，都可能是感染或炎症的先兆，需及时采取措施加以干预。

4. 硬腭与软腭的精密扫描

使用专业的工具对宝宝的硬腭与软腭进行细致的检查，以确认是否存在腭裂等异常情况。腭裂不仅会影响宝宝的进食与呼吸功能，还可能对其未来的言语发展造成不良影响。

5. 牙齿的早期侦查

新生儿虽然还未长出牙齿，但早期的口腔检查同样重要。要仔细探查宝宝的口腔内部，以确认是否有早发牙齿或牙齿发育异常的情况存在。这些检查不仅有助于及时发现并解决问题，还能为宝宝未来的牙齿生长提供科学的指导。

6. 口腔黏膜的全方位监测

检查口腔黏膜是否有异常色斑、溃疡或其他病变的存在。这些细微的病变往往是宝宝全身健康状况的晴雨表，需要引起重视。

▶ 牙医的智慧箴言：守护宝宝口腔健康的行动指南

针对宝宝口腔健康的初次评估结果及未来的成长需求，牙医们为我们提供了以下宝贵的建议与指导：

1. 轻柔清洁口腔

即便是在宝宝还未长出牙齿的阶段，我们也应保持其口腔的清洁与卫生。在母乳喂养或奶瓶喂养后，可以使用湿润的纱布或软布轻轻擦拭宝宝的牙龈和口腔内壁，以去除残留的奶液和食物残渣。同时，也可以给宝宝喝一些温开水以帮助清洁口腔。

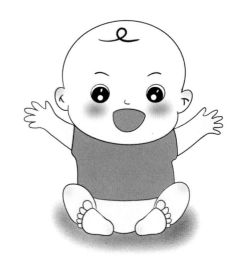

2. 避免共用餐具

为了减少细菌与病毒的传播风险，应尽量避免与宝宝共用餐具或水杯等个人用品。这样做不仅能保护宝宝的口腔健康免受外界侵害，还能培养其良好的个人卫生习惯。

3. 清洁安抚奶嘴

如果宝宝需要使用安抚奶嘴来安抚情绪或帮助入睡，应确保安抚奶嘴干净卫生并定期更换以避免细菌滋生。在每次使用前后，都应进行彻底的清洗与消毒，以确保其安全无害。

4. 注意喂养卫生

无论是母乳喂养还是奶瓶喂养都应注重喂养过程中的卫生与清洁工作。母乳喂养后，可以让乳头自然风干以维持其皮肤的健康状态；而奶瓶喂养后，则应及时清洗与消毒奶瓶及奶嘴等用品，以防止细菌滋生与传播。

5. 确保持续关注

根据初次评估的结果及医生的建议，我们应制定后续的跟踪检查计划以定期监测宝宝的口腔健康状况。一般来说，宝宝 6 个月大时，会萌出人生第一颗牙齿，我们应再次进行口腔健康检查以评估其牙齿萌出情况及口腔健康状况的变化情况，提供专业的口腔保健建议，并根据需要进行相应的干预与治疗工作。

新生儿口腔微生物群

在宝宝的小世界里，有一个神奇的领域，它既微小又强大，这就是新生儿的口腔。这里居住着一群我们肉眼看不见的守护者——口腔微生物群，由包括细菌、真菌和病毒等多种微生物组成。从宝宝出生的那一刻起，它们就伴随着宝宝一起来到了这个世界，这些微生物在口腔内定居并相互作用，形成了一个复杂的生态系统，是宝宝健康的隐形守护者，对新生儿的生长发育起着至关重要的作用。

出生后几天内的宝宝口腔中就开始出现微生物的定植，这些微生物主要来自母亲。通过高通量测序技术，科学家们对新生儿口腔微生物群进行了鉴定和分类，发现不同新生儿之间的口腔微生物群组成存在显著差异，并表现出高度的多样性。

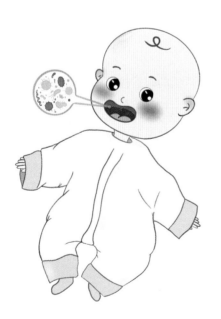

新生儿口腔微生物群的组成是一个复杂而动态的过程，这些微生物种类繁多，包括细菌、真菌和病毒等，但总体上呈现出以链球菌和乳杆菌为主的特点。其中，链球菌是新生儿口腔中最常见的细菌，它们具有良好的黏附能力，能够迅速附着在口腔黏膜上。乳杆菌则是口腔中的有益菌，它们有助于维持口腔的酸碱平衡，抑制有害菌的生长。

在新生儿口腔微生物的定植过程中，母体微生物的传递起着重要作用。研究表明，多达

70% 的孕妇羊水中存在微生物，尤其是链球菌、卟啉单胞菌和普雷沃菌等口腔常见菌。这些微生物可能通过分娩过程传递给新生儿，成为其口腔微生物群的一部分。此外，喂养方式也对新生儿口腔微生物群的组成产生影响。母乳喂养的婴儿口腔中乳杆菌等有益菌的数量较多，这些细菌不仅能促进消化和营养吸收，还能增强婴儿的免疫力，降低呼吸道感染和腹泻等疾病的发生率。

此外，新生儿口内微生物群中的不良菌群或菌群失衡，可能引发多种口腔及全身性疾病。除了细菌外，新生儿口腔中还存在真菌和病毒等微生物。假丝酵母菌（念珠菌）是口腔中常见的真菌，虽然大多数情况下它们并不会引起疾病，但在口腔菌群失衡时，假丝酵母菌可能会过度繁殖，导致口腔真菌感染。比如，鹅口疮就是由白色假丝酵母菌感染引起的口腔黏膜疾病，也称为口腔菌病。宝宝口腔内会出现白色斑块，不易擦去，强行剥离后可能出血。病毒也是口腔微生物群的一部分，尽管它们在新生儿口腔中的定植规律尚不完全清楚，但一些病毒如轮状病毒、诺如病毒等可能与新生儿的肠道及呼吸道感染有关。

所以，新生儿的口腔微生物群是宝宝口腔健康的重要保障，它们就像是宝宝口腔的隐形守护者，保护着婴儿免受口腔疾病的侵害；而菌群失衡，却可能引发多种口腔及全身性疾病。我们需要重视新生儿口腔微生物群的研究和保护，以确保婴儿的口腔健康。

▶ 牙医建议：

1. 母乳喂养

母乳喂养有助于新生儿口腔微生物群的健康发育。母乳中的营养成分和免疫因子有助于抑制有害菌的生长。

2. 口腔清洁

定期为新生儿清洁口腔，可以使用干净的纱布或棉签轻轻擦拭口腔黏膜和牙龈。但应注意不要过度清洁，以免损伤口腔黏膜。

3. 奶具消毒

对于使用奶瓶喂养的婴儿，应定期消毒奶瓶、奶嘴等奶具，避免细菌滋生。

4. 避免滥用抗生素

抗生素在杀灭有害菌的同时也会破坏口腔中的有益菌群，导致菌群失衡。因此应避免滥用抗生素。

5. 增强免疫力

保持新生儿的营养均衡和充足的睡眠时间有助于增强免疫力，从而预防口腔及全身性疾病的发生。

6. 健康生活习惯

家长应养成良好的生活习惯，如勤洗手、避免亲吻婴儿面部、避免喂食婴幼儿成人咀嚼过的食物等，以减少有害微生物的传播。

宝宝口腔健康：预防胜于治疗

宝宝的笑容是世界上最纯净的笑容之一，但要维持这份纯净，其口腔健康至关重要。家长们总是觉得孩子萌出第一颗乳牙开始，才是需要关注口腔健康的时候。其实，预防口腔疾病的发生远胜于事后的治疗。宝宝在不同的成长阶段，口腔健康的需求和注意事项会有所不同。以下是一些关键阶段及其相关的口腔健康注意事项。

▶ 新生儿期（0～3个月）

口腔清洁：婴幼儿的唾液腺发育尚不完全，口腔自净能力较弱，虽然新生儿还未长牙，但家长仍需注意保持其口腔清洁，防止食物残渣在口腔内长时间停留。婴幼儿的口腔黏膜极为薄嫩，如同初绽的花瓣，轻轻一触就可能留下痕迹。因此，推荐使用柔软的纱布或硅胶指套给宝宝清洁口腔，轻轻擦拭牙龈和口腔黏膜，避免使用硬质牙刷或牙刷毛过硬的产品。可以在宝宝喝完奶后，用干净的纱布或棉签轻轻擦拭宝宝的牙龈和口腔黏膜或喂食清水，去除残留的奶渍。

乳头/奶具卫生：鼓励母乳喂养，因为母乳中含有抗体，有助于宝宝抵抗细菌，

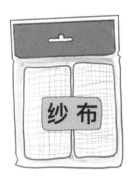

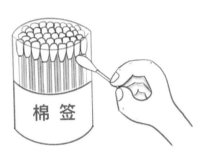

促进口腔健康。母乳喂养的宝妈应确保乳头清洁，避免细菌进入宝宝口腔。如果采用人工喂养，则要注意奶瓶、奶嘴等奶具的清洁和消毒，以防细菌滋生。

▶ 乳牙萌出期（4～12个月）

牙齿护理：随着乳牙的逐渐萌出，家长应开始关注宝宝的牙齿护理。可以使用指套牙刷或硅胶牙刷为宝宝刷牙，每天至少1次，特别是在睡前。宝宝开始长牙，可能会有不适感，可以使用冷的牙胶或湿润的冷纱布来缓解。

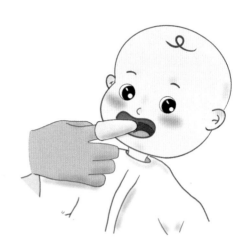

开始刷牙：一旦宝宝长出第一颗牙齿，就应使用软毛婴儿牙刷和适量的不含氟的儿童牙膏来清洁牙齿。

饮食习惯：避免给宝宝喂食过多含糖食物和饮料，以防龋病发生。同时，注意给宝宝提供均衡的饮食，有助于牙齿和口腔的健康发育。

避免不良习惯：防止宝宝养成咬手指、吮吸手指，长期使用安抚奶嘴等不良习惯，这些习惯可能会影响牙齿的正常排列和口腔健康。

▶ 幼儿期（1～3岁）

刷牙习惯：培养宝宝良好的刷牙习惯，家长应监督并协助宝宝刷牙，确保每次刷牙都彻底且时间足够（建议每次刷牙不少于2分钟）。在宝宝能够掌握吐出牙膏泡沫后（通常3岁左右），可以开始使用含氟牙膏进行刷牙，以增强牙齿的抗龋能力。但需注意用量不宜过多，以避免长期使用可能有氟中毒的风险。

定期口腔检查：带宝宝定期进行口腔检查，及时发现并处理潜在的口腔问题，如龋病、牙龈炎等。

▶ 学龄前期（3～6岁）

独立刷牙：鼓励宝宝独立刷牙，但仍需家长监督以确保刷牙质量。同时，教育宝宝正确的刷牙方法和技巧。

预防龋病：继续进行口腔健康教育，强调少吃甜食和饮料、定期刷牙和使用牙线的重要性。对于容易患龋病的宝宝，可以考虑进行窝沟封闭、定期涂氟等预防措施。

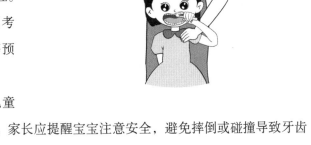

牙齿外伤防护：学龄前儿童活泼好动，容易发生牙齿外伤。家长应提醒宝宝注意安全，避免摔倒或碰撞导致牙齿受伤。

▶ 学龄期及以后（6岁以后）

独立刷牙：鼓励孩子独立完成刷牙和使用牙线，培养良好的口腔卫生习惯。

学校口腔健康教育：利用学校提供的口腔健康教育资源，增强孩子的口腔健康意识。

定期洗牙：根据牙医的建议，进行定期的洗牙，以去除牙菌斑和牙石。

饮食调整：鼓励宝宝多吃富含钙质和维生素的食物，以促进牙齿和骨骼的健康发育。同时，限制含糖食物和饮料的摄入量，预防龋病等口腔疾病的发生。

心理健康关注：在关注宝宝身体健康的同时，也不要忽视其心理健康。良好的心理状态有助于宝宝形成积极的口腔健康行为和习惯。

奶瓶龋：婴儿口腔健康的隐形威胁

在婴幼儿的成长过程中，奶瓶龋作为一种常见的口腔问题，往往被家长们所忽视。这种看似不起眼的"黑点"却会对宝宝的口腔乃至全身健康造成深远影响。

▶ 什么是奶瓶龋

奶瓶龋，又称哺乳龋，是一种由不良喂养习惯引起的婴儿乳牙龋病。它通常发生在宝宝使用奶瓶喂养的过程中，特别是在夜间长时间含着奶瓶入睡的情况下。奶瓶中的奶液或其他含糖饮料长时间附着在牙齿上，为细菌提供了丰富的营养源，导致口腔内细菌大量繁殖，进而侵蚀牙齿，形成龋病。奶瓶龋常见于上颌乳前牙，尤其是靠近嘴唇面和牙齿相邻面的部位，但也可能扩散到其他牙齿。

▶ 家长如何识别奶瓶龋

家长可以定期检查宝宝的牙齿，特别是在上颌乳前牙区域。如果宝宝的上颌乳切牙的唇面龈缘处出现白垩色斑点或带状脱矿，这一般就是牙齿表面开始脱矿的迹象。随着时间的推移，这些斑点可能会逐渐变成棕褐色，牙齿表面也会慢慢出现不光滑感。同时，家长还应注意宝宝是否有不良的饮食习惯，如长时间含着奶瓶或在睡前使用奶瓶，观察宝宝是否有因为口腔不适而哭闹、烦躁的表现。

▶ 奶瓶龋可能会迅速发展

形成围绕牙冠的广泛性环形龋，这种龋坏通常出现在牙冠中部至颈部的区域。如果不及时加以治疗，奶瓶龋最终可能导致牙冠折断，仅留下残根。不要小看奶瓶龋，小小的奶瓶龋危害极其大，首先它会破坏牙齿的完整性，降低宝宝的咀嚼效率，进而影响食物的消化和吸收，对宝宝的生长发育产生不利影响。同时，牙齿的不完整还可能影响宝宝的发音，对其语言能力的发展造成障碍。随着龋病的进一步发展，可能会引发牙神经发炎，导致宝宝出现哭闹不安、烦躁、拒食等症状，严重影响宝宝的日常生活。另外，乳牙是恒牙的基础，奶瓶龋若不及时治疗，可能会影响恒牙的正常萌出和排列，导致恒牙排列不齐等问题。前牙的缺损和变色也会影响到宝宝的面部美观，敏感的宝宝可能因此不愿意展露自己的笑容。

▶ 如何预防奶瓶龋

正确喂养：提倡母乳喂养，因为母乳中富含抗体和营养物质，有助于增强宝宝的免疫力。对于使用奶瓶喂养的宝宝，喂养时间应尽量规律，避免让宝宝长时间吸吮奶瓶，控制每次喂奶的时间，避免长时间含着奶瓶入睡。同时，应尽量避免给宝宝喂食含糖的液体，特别是不要让宝宝在睡前吸吮含糖的奶瓶。同时，喂奶后应及时给宝宝喝些白开水，以稀释口腔中的奶液残留。

注意口腔卫生：即使宝宝还没有牙齿，也应该在每次喂养后用湿润的纱布擦拭宝宝的牙龈。一旦宝宝开始长牙，家长应使用柔软的纱布或指套牙刷轻轻擦拭宝宝的牙齿和牙龈。随着宝宝的成长，应逐渐培养其良好的刷牙习惯，选择适合其年龄段的牙刷和牙膏。

定期口腔检查：家长应定期（3～6个月）带宝宝到口腔科进行口腔检查，以便及时发现并处理口腔问题。对于已经发生奶瓶龋的宝宝，应根据医生的建议进行及时治疗，以防止病情恶化。

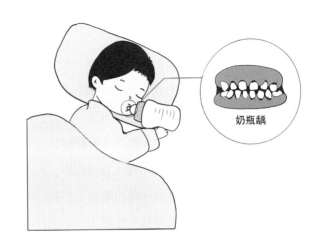

奶瓶龋

纠正婴幼儿不良口腔习惯

在宝宝的成长旅程中，吮指、咬唇、含奶嘴等行为是他们探索世界的方式之一。然而，这些看似无害的小习惯，如果不加以纠正，可能会对宝宝的口腔健康和面部发育造成不良影响。

▶ 婴幼儿期，常见的不良口腔习惯

吮指：是婴幼儿常见的自我安抚方式之一，尤其在 3～4 个月大的婴儿中更为普遍。然而，随着年龄的增长，这种习惯应该逐渐减少并在 3 岁前后自行消失。通常在 3 岁前我们可以将之视为正常生理活动，但若持续至 3 岁后，则可能导致上颌前突、前牙开合等错𬌗畸形。

咬唇习惯：多见于女孩，可能由情绪原因引起。频繁咬唇可能导致牙齿排列不齐，导致上下唇关系异常，长期咬唇会影响牙齿排列和面部美观，并可能导致唇部溃疡或瘢痕。

吐舌、舔舌习惯：替牙期儿童常用舌尖舔松动的乳牙或初萌的恒牙，短时间内可能不会造成明显影响，但长期持续吐舌，将舌体放置于上下前牙之间，可能引起局部开合、牙弓前突等问题。

口呼吸：是指一种异常的呼吸状态，一般指孩子安静状态下呼吸，经过口腔的气流占比超过一定比例（25%～30%），并超过 80% 以上的时间。长时间口呼吸可能导致上牙前突、下颌后缩等牙颌面错𬌗畸形。

夜磨牙：是一种常见的睡眠行为障碍，表现为在睡眠期间牙齿不自觉地相互摩擦或紧咬。这种习惯可能与多种因素有关，包括睡眠障碍、咬合因素等。长期夜磨牙可能损伤牙齿，导致牙齿磨损和敏感。

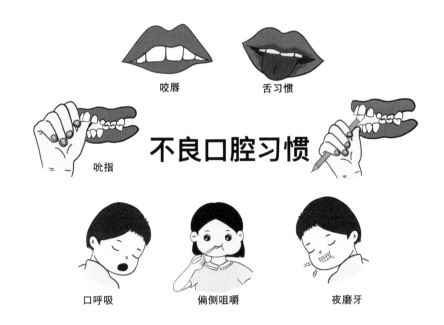

咬唇　　　舌习惯

吮指　　**不良口腔习惯**

口呼吸　　　偏侧咀嚼　　　夜磨牙

偏侧咀嚼：是指总是用一侧牙齿咀嚼食物。这会导致健侧牙齿和颞下颌关节负担过重，造成面部肌肉发展不平衡，从而影响咀嚼效率和面部对称性。

咬物习惯：在儿童中较为常见，是指孩子在没有正常咀嚼需求时，习惯性地用牙齿咬合各种物体的行为。这种习惯可能包括咬笔、咬指甲、咬衣物、咬玩具等。这种习惯短期内可能无害，但长期咬硬物可能会导致牙齿磨损、裂纹甚至折断，同时也可能影响牙齿的正常排列和咬合关系，导致错位或不正。

不良睡眠习惯：包括用手托腮、口呼吸等，可能导致面部结构不对称，增加睡眠呼吸障碍的风险，导致口腔干燥和牙齿问题。

▶ 婴幼儿不良口腔习惯带来的危害

不良口腔习惯不仅影响牙齿和口腔的健康，还可能对颌面部发育、心理健康以及社交能力产生深远的影响。常见的最主要的危害如下：

牙齿发育不良：婴幼儿时期常见的不良口腔习惯，如吮指、咬唇等，会对牙齿施加异常的压力，导致牙齿排列不整齐。例如，吮指时，拇指放在正在萌出的上下前牙处，会阻止前牙正常萌出，形成开殆（上下牙咬不上）等错殆畸形。长期的吮吸作用会使口内气压降低，加上颊部肌肉的压力作用，会使牙弓变窄，上前牙前突，形成龅牙等问题。这不仅影响美观，还可能影响牙齿的咀嚼功能。

影响面部骨骼发育：婴幼儿时期的面部骨骼尚未发育完全，长期的口腔不良习惯会对面部骨骼的发育产生影响。例如，咬唇习惯（尤其是咬下嘴唇）会导致上前牙突出，下颌后缩，影响面部美观。口呼吸是另一种常见的婴幼儿不良口腔习惯，它容易引起牙齿排列异常以及颌骨畸形。长期的口呼吸会导致上颌骨发育不良，形成骨性龅牙等问题。

引发口腔疾病：不良口腔习惯可能导致口腔清洁不到位，增加龋病和牙龈炎等口腔疾病的风险。例如，婴幼儿常常将玩具或其他物品放入口中咬咬，这些物品上可能带有细菌，增加口腔感染的风险。口腔不良习惯还可能导致口腔溃疡的发生。例如，婴幼儿挑食、营养不均匀、缺乏微量元素等，都可能导致口腔溃疡的发生。口腔溃疡不仅会引起疼痛和不适，还可能影响孩子的饮食和睡眠。

心理健康与社交影响：牙齿和面部的不美观可能影响婴幼儿的自信心。当孩子意识到自己的牙齿或面部与同龄人不同时，可能会产生自卑心理，影响他们的社交能力和心理健康。婴幼儿时期的社交能力正在逐步发展，而不良口腔习惯可能导致孩子在社交场合中感到不自在或尴尬。例如，当其他孩子注意到他们的牙齿排列不整齐或面部骨骼畸形时，可能会嘲笑或排斥他们，从而影响他们的社交能力。

▶ 预防和纠正婴幼儿的不良口腔习惯，家长可采取以下措施

1. 保持密切观察

密切观察宝宝的口腔习惯，了解其发生的频率和情境。

2. 定期口腔检查

定期带孩子进行口腔检查，及时发现并处理口腔问题。

3. 正确教育引导

通过讲故事、做游戏等方式教育引导孩子了解正确的口腔习惯的重要性，并鼓励

他们积极参与纠正过程。为吮指或咬唇的宝宝提供安全的替代品，如牙胶或安抚巾。当宝宝有不良口腔习惯时，可尝试使用玩具或活动转移其注意力。

4. 营造良好环境

为孩子营造一个干净、整洁、安全的口腔环境，减少他们接触有害物品的机会。纠正习惯需要时间，家长应耐心引导，避免严厉惩罚。同时，家庭成员在纠正宝宝不良习惯上应保持一致的态度和方法。

5. 寻求专业帮助

如果家长无法有效纠正孩子的不良口腔习惯或孩子出现严重的口腔问题，应及时寻求专业医生的帮助。医生可以根据孩子的具体情况制定个性化的治疗方案，帮助孩子恢复健康的口腔状态。

婴幼儿期是口腔习惯形成的关键时期，家长应密切关注孩子的口腔健康和行为习惯。通过营造良好的口腔环境、教育引导与早期干预以及定期口腔检查等措施，可以有效预防和纠正婴幼儿的不良口腔习惯。作为家长，我们的任务是引导和支持，帮助宝宝克服不良习惯，培养健康的生活方式。

地包天与婴幼儿口腔健康：
早期干预的关键步骤

地包天，医学上严谨地称为反𬌗，是儿童口腔发育中常见的错𬌗畸形之一。它不仅影响儿童的面容美观，还可能对咀嚼功能、发音以及未来的心理健康造成负面影响。

▶ 什么是地包天

地包天，医学上称为前牙反𬌗，是指下颌牙齿过度向前突出，下前牙位于上前牙前方的一种错𬌗畸形。它可能由遗传、口腔习惯不良、不正确的喂养姿势等多种因素引起。这种异常关系导致上下颌牙齿无法正常咬合，面部轮廓也呈现出特殊的"月牙脸"或"铲子脸"。

地包天一般分为骨性地包天和牙性地包天。所谓骨性地包天，是指由下颌骨或上颌骨的发育异常引起，骨骼结构异常导致牙齿位置不正。牙性地包天则是主要由牙齿排列不齐引起，牙齿本身的角度或位置异常导致反𬌗现象。

▶ 为什么会产生地包天

地包天具有较强的遗传性，家族中有地包天病史的话，孩子患病风险显著增加。环境因素也很重要，错误的哺乳姿势，如让婴儿长时间含住奶瓶或乳头，则可能导致下颌前伸，促进地包天的形成。一些不良习惯，如咬上唇、咬手指、长时间使用安抚奶嘴等，也会不断刺激下颌骨向前生长，加剧地包天状况。另外，一些疾病因素，如腺样体肥大、扁桃体肥大、慢性鼻炎等上呼吸道阻塞性疾病，常迫使儿童张口呼吸，长期下来会也影响颌面部骨骼的正常发育。面部受到严重外伤，如跌倒、撞击等，可能破坏颌骨的正常发育轨迹，也可导致地包天。

▶ 地包天的危害

影响美观：地包天会导致下颌骨过度向前突出，上颌骨发育受限，从而形成凹面型或新月型的面容，这在人群中显得很不美观，容易给患者带来心理压力，如自卑、社交障碍等。

心理影响：长期的面型不美观可能引发患者的心理发育障碍，如自闭、抑郁等，严重影响其社交活动和心理健康。

影响生长发育：如果地包天得不到及时矫正，上颌骨的正常生长可能会受到抑制，导致脸型上颌骨的塌陷，时间长会形成鞋拔脸型。由于咀嚼功能受到影响，食物的研磨不充分，可能加重胃的负担，进而影响营养的吸收，长期如此会影响儿童的生长发育。

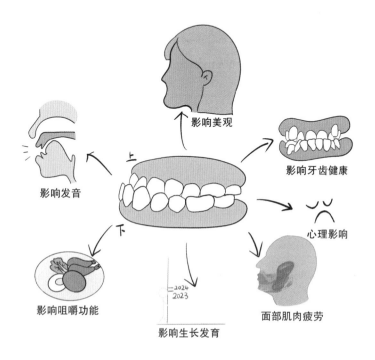

影响牙齿健康：地包天孩子的牙齿往往存在拥挤、错位、排列不齐等问题，这增加了患龋病和牙周病的风险。同时，异常的咬合关系可能导致咬合创伤，使牙齿易发生松动，进而影响牙齿的健康和寿命。

影响咀嚼功能：由于上下牙对殆不齐，咀嚼食物时效率降低，食物不能充分研磨，增加了胃肠道的负担，长期如此易导致消化不良等肠胃问题。

影响发音：地包天的存在使上下颌的牙齿没有正常的接触，舌头的位置不对，导致发音时往往带有鼻音或发音不清，影响语言交流。

面部肌肉疲劳：由于咬合关系不正常，面部肌肉在咀嚼时需要更多的力量来维持正常的咬合状态，久而久之容易引起面部肌肉疲劳和面部变形。

▶ 早期干预：把握最佳矫正时机

提倡家长在孩子乳牙期发现有地包天的情况，在孩子3～6岁就可以早期矫正干预地包天的问题，原则上及时带孩子面诊正畸专科医生，尽早地去除病因早期矫正干预。早期阻断矫正地包天的牙齿、牙弓、颌骨的关系异常，抑制下颌的生长，促进上颌颌骨的生长，引导孩子颌面颌骨正常生长发育，建立良好的咬合关系和前牙的正常覆合覆盖，以及颌骨的矢状向关系和软组织面型，避免成年后做正颌外科手术，孩子也不受罪。

▶ 家长如何配合

地包天的矫治是一个需要家长密切配合医生的过程。以下是家长在矫治过程中可以采取的一些关键步骤：

了解矫治方案：与医生充分沟通，了解矫治地包天的方法、步骤、可能的疗程长度以及预期效果。

遵循医嘱：严格按照医生的指导进行日常护理，包括宝宝的口腔卫生维护和矫治器的佩戴。

监督口腔卫生：确保宝宝在矫治期间保持良好的口腔卫生，避免因口腔疾病影响矫治效果。

鼓励宝宝配合：在矫治过程中，宝宝可能会感到不适或有情绪波动，家长需要耐心鼓励和支持宝宝，帮助他们适应矫治过程。

定期复诊：按照医生的安排定期带宝宝复诊，及时调整矫治方案，确保矫治效果。

观察并记录：注意观察宝宝矫治过程中的变化，记录宝宝的感受和任何异常情况，及时与医生沟通。

饮食管理：根据医生的建议调整宝宝的饮食，避免过硬、过黏的食物，减少对矫治器的损害。

心理支持：给予宝宝足够的心理支持，帮助他们建立自信，减少因牙齿问题带来的心理压力。

教育宝宝：教育宝宝了解矫治的重要性，培养他们对口腔健康的认识和责任感。

家庭环境：营造一个积极的家庭环境，鼓励宝宝和其他家庭成员一起关注口腔健康。

耐心和坚持：矫治过程可能较长，家长需要有耐心，坚持配合医生的治疗方案，不因短期内看不到效果而放弃。

后续跟踪：即使矫治完成后，也需要定期带宝宝进行口腔检查，确保牙齿排列保持良好，并观察上下颌骨的生长情况至生长发育完成。

如何预防儿童龋病的侵袭

儿童龋病，即儿童蛀牙，是儿童口腔健康面临的常见问题之一。它不仅影响孩子的咀嚼功能和发音清晰度，还可能对孩子的心理健康造成不良影响。随着生活水平的提高，高糖食品和饮料的普及，儿童龋病的发生率呈现上升趋势。因此，科学、有效地预防儿童龋病显得尤为重要。

▶ 儿童龋病的特点

儿童龋病是指儿童牙齿因受到细菌感染而引起的一种疾病，常见于乳牙和年轻恒牙。儿童龋病的特点是：

发展迅速：乳牙的牙釉质较薄，矿化程度低，抗酸能力差，因此龋病一旦形成，其发展速度较快，容易进展成为牙髓炎或根尖周炎。

自觉症状不明显：乳牙龋病初期可能不会引起孩子明显的疼痛或不适，导致家长难以及时发现。常常等到发展成牙髓炎或根尖周炎，出现疼痛或牙龈肿痛才去就诊。

龋病范围广：儿童龋病往往不是单一发生，多数乳牙可能会同时龋坏，或一个乳牙的多个牙面同时龋坏。以下颌乳磨牙和上颌乳磨牙最为常见。

高发病率：根据第四次全国口腔健康流行病学调查结果，中国 5 岁儿童乳牙龋患率相当高，显示出儿童是龋病的高发人群。

对恒牙影响大：乳牙龋病如不及时治疗，可能影响恒牙的正常发育和萌出。

▶ 儿童龋病发生的原因

首先是细菌，口腔中的致龋菌如变形链球菌等，利用食物残渣中的糖分发酵产生酸性物质，侵蚀牙齿表面。同时，高糖饮食和富含糖类的食物也是细菌生长繁殖的温床。例如，糖果、巧克力、饼干、碳酸饮料等，这些食物残渣在口腔中停留时间越长，越容易导致龋病。同时，如果孩子有牙齿排列不齐、牙缝过大或过小、唾液分泌不足等情况，或者有不良的口腔卫生习惯如不定期刷牙、刷牙不彻底等，则更可能增加龋病的风险。

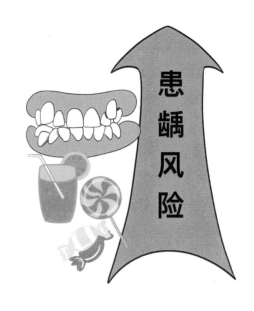

▶ 儿童龋病的治疗原则

家长应定期带孩子进行口腔检查，以便及时发现并处理龋病问题。临床上一般采用的治疗手段包括：

充填治疗：对于单纯的龋病，可采用填充治疗恢复牙齿的形态和功能。

冠修复：对于龋坏严重或已经影响到牙髓的牙齿，可能需要进行冠修复以恢复牙齿的外观和功能。

拔牙与间隙保持器：对于无法保留的乳牙或恒牙，可能需要拔除并安装间隙保持器以维持口腔的正常结构和功能。

特殊情况处理：对于低龄儿童或特殊需要儿童，治疗时应考虑其生理和心理特点，采用更为温和和有效的方法。如果这些儿童确实无法配合，而龋病数量较多影响正常生活，则需要镇静或全麻下进行口腔疾病的治疗，这需要经验丰富的儿童口腔医生来完成。

▶ 如何做到早期预防

早期预防儿童龋病是确保孩子口腔健康的关键。以下是一些有效的预防措施：

建立良好的饮食习惯：减少高糖食物和饮料的摄入量，如糖果、巧克力、饼干、碳酸饮料等。鼓励孩子多吃富含纤维素和维生素的食物，如水果、蔬菜等。定时进食，避免零食不断，以减少食物残渣在口腔中的停留时间。

培养良好的口腔卫生习惯：从孩子长出第一颗牙齿开始，就定期清洁牙齿。选择适合儿童的牙刷和牙膏，确保刷毛的柔软度和牙膏的安全性。掌握正确的刷牙方法，包括刷牙时间（至少2分钟）、刷牙力度（适中）和刷牙角度（与牙齿表面呈45°角）。鼓励孩子每天早晚刷牙，饭后漱口。对于年龄较小的孩子，家长应帮助其完成口腔清洁工作。使用牙线等辅助工具进行口腔清洁（根据孩子年龄适当使用）。

定期口腔检查：家长应重视孩子的第一次口腔检查，并建立定期检查的习惯。一般建议每半年至少进行一次口腔检查。在检查过程中，医生可以评估孩子的口腔健康状况，及时发现并处理龋病等口腔问题。

氟化物与窝沟封闭的应用：氟化物对牙齿有保护作用，可以增强牙齿的抗酸能力并抑制细菌的生长。家长可以在医生的指导下为孩子使用含氟牙膏或漱口水。窝沟封闭是一种有效的预防龋病的方法。医生可以使用特殊的材料对牙齿的窝沟进行填充，以预防食物残留和细菌滋生。

口腔健康教育：家长应通过自身的行为来影响孩子，共同维护家庭口腔健康。可以通过做游戏、讲故事等方式进行口腔健康教育，使孩子在轻松愉快的氛围中掌握正确的口腔保健知识。

儿童牙齿早期矫治的
最佳时机

微笑，是儿童最动人的语言，也是他们健康成长的重要标志。但不是每个孩子都能幸运地拥有一口整齐的牙齿。因此，了解儿童牙齿早期矫治的重要性及最佳时机，对于家长来说十分必要。

▶ 什么样的儿童需要早期矫治

乳牙期的异常情况：儿童在乳牙期（6个月至6岁）就开始形成基本的咬合关系。如果在这个阶段出现乳牙排列不齐、反颌（俗称地包天）、开𬌗（局部牙齿咬合不住）等问题，应引起家长的重视。这些问题可能由于不良习惯（如吮指、咬唇）、遗传因素或颌骨发育异常导致。

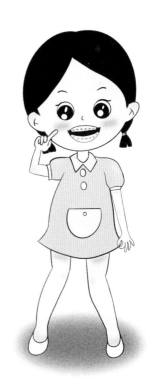

替牙期的挑战：替牙期（6～12岁）是儿童口腔发育的关键时期。此阶段，乳牙逐渐脱落，恒牙开始萌出。如果在这个阶段出现乳牙滞留、恒牙早萌、错位萌出等问题，不仅会影响牙齿的正常排列，还可能对颌骨发育造成不良影响。

恒牙期的关注：进入恒牙期（约12岁以后），儿童的大部分牙齿已经完成替换，此时是进行全面牙齿矫治的理想时机。然而，对于一些严重的颌骨畸形或牙齿排列问题，早期干预和矫治至关重要，以避免问题进一步恶化。

▶ 早期矫治的最佳时机

早期矫治是指在儿童的生长发育高峰期前及高峰期阶段，针对可能出现的或已经出现的牙颌畸形进行干预和治疗。这一阶段通常涵盖儿童的乳牙期、替牙期以及青春发育期的早期。早期矫治的目的，是通过发现和去除影响牙齿、牙槽骨、颌骨等正常生长发育的不良因素，预防错殆畸形的发生。对已经出现的牙殆畸形或畸形趋势，采用简单有效的方法进行阻断，防止畸形进一步发展，并导引牙齿和颌骨向正确的方向发育。

早期矫治的最佳时机是：

1. 乳牙期（3～6岁）

对于乳牙期的反殆、开殆等问题，最佳矫治时机通常在3～6岁，此时乳牙根已发育完全，且未开始吸收，矫治效果好。这个时期进行早期干预，可以有效纠正不良习惯，引导颌骨正常发育，避免问题进一步加重。

2. 替牙期（6～12岁）

替牙期是牙齿和颌骨畸形的高发期，也是进行序列治疗的重要时期。如果在这个阶段发现牙齿排列不齐、错位萌出、咬合干扰、颌骨发育异常等问题，应及时咨询专业牙医，根据具体情况制定矫治方案。随着牙齿的替换，逐步进行矫治，可以达到较好的效果。混合牙列的矫治一般应在恒切牙的牙根基本发育完成时再进行，为8～9岁。

3. 恒牙期（12～18岁）

虽然恒牙期是进行全面牙齿矫治的理想时机，但对于一些严重的颌骨畸形或牙齿排列问题，早期干预和矫治仍然具有重要意义。在恒牙列完全形成后，根据牙齿和颌骨的发育情况，制定整体设计方案，进行全面矫治。对于颌骨畸形等复杂问题，早期矫形治疗应在生长高峰期前及生长高峰期进行，一般在青春生长高峰期前1～3年，约12岁前（男性峰期约晚于女性2年）进行。

▶ 早期矫治的注意点

儿童牙齿早期矫治应首先进行专业评估与诊断。牙医会根据孩子的具体情况，制定个性化的矫治方案。家长切勿盲目自行购买矫治器或听信非专业意见。

矫治过程中，需要定期复诊与调整矫治器。这有助于确保矫治效果，及时发现并解决可能出现的问题。家长应积极配合牙医的工作，确保孩子按时复诊。不良习惯是导致儿童牙齿排列不齐、咬合不正的重要原因。家长应关注孩子的口腔习惯，及时纠正吮指、咬唇等不良习惯，避免影响矫治效果。矫治期间的口腔卫生尤为重要，家长应指导孩子正确刷牙、使用牙线等清洁工具，保持口腔清洁，预防龋病和牙周病的发生。

儿童牙齿外伤的 预防与急救措施

儿童期是活泼好动、好奇心旺盛的时期，这也意味着他们更容易遭遇各种意外伤害，其中牙齿外伤尤为常见。牙齿外伤不仅影响儿童的口腔健康，还可能对儿童生长发育、语言能力及心理健康造成长期影响。

▶ 儿童牙齿外伤的种类

儿童牙齿外伤是指儿童因各种外部因素（如跌倒、碰撞、运动伤害等）导致的牙齿受损或脱落的情况。这些伤害可能涉及牙齿本身、牙周组织及支持结构，包括牙齿松动、移位、折断甚至完全脱落。

常见的儿童牙外伤种类包括：

牙齿震荡：轻微的外力导致牙髓受刺激，牙齿本身无明显损伤。表现为轻度松动和叩痛，龈缘可有少量出血。

牙齿脱位：牙齿从牙槽骨中部分或完全脱出。部分脱位表现为牙齿松动、伸长或移位；嵌入性移位表现为牙齿向深部嵌入，临床牙冠变短；完全脱位表现为牙齿完全离体，牙槽窝空虚。

牙齿折断：牙齿硬组织部分或全部断裂。按折断部位分为冠折、根折、冠根折等。

▶ 儿童牙齿外伤的急救措施

牙齿松动或移位：尽量保持冷静，安慰孩子。如有出血，用干净的纱布或毛巾轻轻按压止血。避免让孩子用受损牙齿咀嚼。应尽快就医，由医生进行复位和固定。

牙齿脱位：尝试将牙齿轻轻复位到牙槽中。如果无法复位，将牙齿放入牛奶或生理盐水中保存，并尽快就医。如牙齿完全脱出，拾起牙齿，避免触碰牙根，可用流动水冲洗牙齿表面污物，切勿刷洗根面，将牙齿放入生理盐水或牛奶中，或让孩子将其放回牙槽

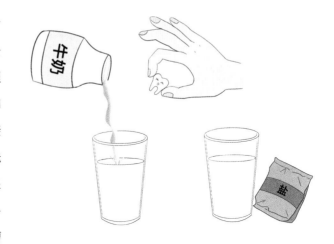

中。同时，应尽快联系牙医，进行紧急处理，越早再植、复位和固定，预后越好。

牙齿折断：保留折断的牙片，流水冲洗干净后浸泡在清水中。尽快就医，由专业医生进行修复。

▶ 儿童牙齿外伤的预防

增强安全意识：家长应加强对儿童的安全教育，告知他们避免危险行为，如攀爬高处、乱跑乱跳等。在进行高风险运动或活动时，佩戴相应的保护装备，如头盔、护膝、护肘及防护牙托等。

监护与保护：家长应密切关注儿童的活动，特别是在楼梯、走廊等危险、狭窄的地方。在游戏和玩玩具时，提前告知孩子如何避免可能遇到的危险。

环境安全：整理儿童活动环境，避免尖锐、突出的物体，对可能造成伤害的家具边角进行包裹处理。不要让孩子嘴里含着奶瓶奶嘴或棒棒糖等物体走路，以防跌倒时造成伤害。

定期检查：定期带儿童到口腔科进行口腔检查，及时发现和处理潜在的牙齿问题。

儿童牙齿外伤虽然常见，但通过正确的预防和急救措施，可以最大限度地减少其带来的危害。家长作为孩子的第一监护人，应加强对儿童的安全教育和监护，同时掌握基本的急救知识，以便在意外发生时能够迅速作出反应。

儿童牙齿更替阶段的护理要点

换牙，是每个孩子成长过程中的自然现象，它标志着从乳牙到恒牙的过渡。这个阶段不仅对孩子来说是一个新奇的体验，对家长而言也是一次重要的护理挑战。了解换牙期的特点和护理要点，可以帮助孩子顺利完成牙齿的更替。

▶ 换牙期时间

通常情况下，儿童从 6 岁左右开始进入换牙期，乳牙逐渐松动脱落，恒牙相继萌出。这一过程会一直持续到 12 岁左右，直至 20 颗乳牙全部被恒牙所替换。替牙期分为两个阶段：

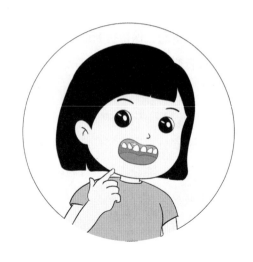

早期替牙期（6～9 岁）：主要涉及前牙的更替和第一磨牙的萌出。

晚期替牙期（9～12 岁）：涉及尖牙的更替第二磨牙的萌出。

值得注意的是，个别孩子的换牙时间可能会稍早或稍晚，这主要与遗传、营养、饮食习惯及健康状况等因素有关。

▶ 换牙期特点

牙齿不整齐：换牙期，由于乳牙和恒牙同时存在，且恒牙尚未完全长齐，因此孩子的牙齿排列可能显得不整齐，这被形象地称为"丑小鸭期"。但这只是暂时现象，随着颌骨的发育和恒牙的逐渐萌出排列调整，大多数孩子的牙齿会自行调整至较为整齐的状态。

龋坏率较高：换牙期的孩子口腔卫生状况往往不佳，加之乳牙矿化程度较低，容易受到食物残渣和细菌的侵蚀，导致龋病的发生。因此，家长需特别关注孩子的口腔卫生，预防龋病的发生。

乳牙逐渐松动和脱落：随着恒牙的萌出，乳牙牙根逐渐吸收，牙齿开始松动。

恒牙陆续萌出：恒牙在乳牙下方或旁边萌出，可能引起乳牙的脱落。

疼痛和不适：牙齿更替过程中，孩子可能会感到牙龈疼痛或口腔不适。

▶ 换牙期常见问题

双排牙：双排牙是替牙期常见的现象，表现为乳牙尚未脱落而恒牙已经萌出，两排牙齿并列存在。这可能是由于乳牙牙根吸收不完全或恒牙萌出位置异常所致。对于双排牙，家长应及时带孩子就医，拔除滞留的乳牙，以免影响恒牙的正常萌出和排列。

恒牙萌出困难：有些孩子乳牙脱落后，恒牙长时间未能萌出，这可能是由于乳牙脱落过早、牙床坚韧或恒牙胚发育异常等原因所致。遇到这种情况，家长应带孩子去医院拍摄 X 线片，了解恒牙胚的发育情况，并根据医生的建议采取相应的治疗措施。

替牙期牙龈炎：换牙期，由于乳牙和恒牙替换，牙龈容易受到刺激而发炎。家长应引导孩子养成良好的口腔卫生习惯，如饭后漱口、早晚刷牙等，以减少牙龈炎的发生。

牙齿拥挤：随着恒牙的萌出，可能出现牙齿排列不齐的情况。

▶ 如何应对

拔除滞留乳牙：对于双排牙的情况，应及时拔除滞留的乳牙，为恒牙的发育腾出空间。

恒牙牵引治疗：对于恒牙萌出困难的情况，医生可能会采取正畸牵引的方法，帮助恒牙顺利萌出。正畸治疗：对于牙齿拥挤或错位导致咬合干扰，可能需要进行正畸治疗。

牙冠修复：对于已经龋坏的牙齿，医生会根据龋坏的程度进行相应的牙冠修复治疗，以恢复牙齿的功能和美观。

▶ 预防是关键

加强口腔卫生：引导孩子养成早晚刷牙、饭后漱口的良好习惯，使用含氟牙膏和软毛牙刷，以减少食物残渣和细菌对牙齿的侵蚀。

合理饮食：避免孩子过多摄入甜食和碳酸饮料等容易导致龋病的食物和饮料。多吃富含纤维素和维生素的食物，有助于牙齿和颌骨的健康发育。

定期检查：建议家长定期带孩子去医院进行口腔检查，及时发现并处理口腔问题。一般来说，每年至少应进行 2 次口腔检查。

保护"六龄齿"："六龄齿"是儿童口腔中最早萌出的恒牙"第一恒磨牙"，对维持面部容貌和咀嚼功能具有重要作用。家长应特别关注"六龄齿"的健康状况，建议萌出完全后，进行窝沟封闭，一旦发现龋病等问题应及时就医治疗。

纠正不良习惯：纠正孩子吸吮手指、咬唇、咬笔等不良习惯，以免影响牙齿的正常萌出和排列。

关注恒牙萌出情况：家长应定期观察孩子恒牙的萌出情况，如发现恒牙萌出异常或长时间未能萌出应及时就医咨询。

儿童换牙期是他们生长发育的关键时期，家长的细心护理和正确引导至关重要。通过了解替牙期的特点和可能遇到的问题，家长可以更好地帮助孩子度过这一特殊时期，让他们拥有健康、美观的牙齿。

儿童饮食与口腔健康的
紧密联系

在儿童的成长过程中，牙齿不仅影响孩子的饮食和营养吸收，还直接关系到他们的自信心和社交活动。而饮食作为口腔健康的重要因素，其选择与孩子的牙齿健康息息相关。

▶ 食物与口腔健康的关系

糖分与蛀牙：糖分是细菌生长的重要能量来源，当口腔中的细菌接触到糖分时，会迅速繁殖并产生酸性物质。这些酸性物质会腐蚀牙齿的牙釉质，形成蛀牙。因此，减少高糖食物的摄入是预防蛀牙的关键。

酸性食物与牙齿磨损：某些酸性食物如柑橘类水果、碳酸饮料等，虽然本身不含糖分，但也会直接腐蚀牙齿的牙釉质，导致牙齿损害。适量食用并避免长时间接触是保护牙齿的关键。

粗纤维与口腔清洁：富含高纤维的食物如蔬菜、水果和全谷物，有助于刺激唾液分泌和清洁牙齿表面。唾液中的矿物质有助于中和酸性物质，保护牙齿免受腐蚀。

▶ 有利于口腔健康的食物推荐

蔬菜与水果：蔬菜和水果富含维生素 C 和纤维素，能够促进牙龈健康，增强牙齿的抵抗力。特别是胡萝卜、芹菜等硬质蔬菜，还能起到天然洁牙的作用，帮助清洁牙齿。

奶制品：牛奶、酸奶等奶制品富含钙质和维生素 D，是构建坚固牙齿的重要物质。钙质有助于牙齿的矿化，而维生素 D 则能促进钙的吸收和利用。

坚果与种子：坚果和种子如杏仁、核桃、亚麻籽等，富含健康脂肪、蛋白质和纤维素。适量食用不仅能提供营养，还能促进唾液分泌，帮助清洁口腔。

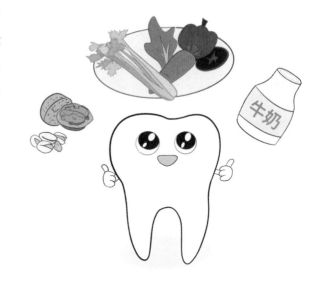

▶ 儿童饮食食谱推荐

1. 早餐

牛奶燕麦粥：将牛奶煮沸后加入燕麦片，煮至黏稠后加入切碎的水果和一小把坚果碎，既营养又美味。

全麦面包夹鸡蛋：全麦面包富含纤维素，搭配煎鸡蛋和少量番茄酱，既饱腹又健康。

2. 午餐

蔬菜鸡肉卷：用生菜叶包裹煮熟的鸡肉丝、胡萝卜丝、黄瓜丝等蔬菜，搭配低脂酱料，既美味又营养均衡。

番茄炖牛腩：牛腩富含钙质和蛋白质，与番茄一起炖煮能增加维生素 C 的摄入，有利于牙齿健康。

3. 晚餐

三文鱼炒饭：三文鱼富含 Omega-3 脂肪酸，有助于减少口腔炎症。将三文鱼丁与蔬菜一起炒入米饭中，营养丰富。

豆腐蔬菜汤：豆腐是植物性钙质的重要来源，搭配各种蔬菜煮汤，既清淡又健康。

4. 零食建议

水果拼盘：将多种水果切块摆放成拼盘，既美观又健康，是孩子们喜爱的零食选择。

酸奶配坚果：酸奶富含钙质和益生菌，搭配一小把坚果食用，既能补充营养又能促进口腔健康。

▶ 关键是预防

减少糖分摄入：高糖食品和饮料容易导致龋病。

避免黏性食物：黏性食物容易附着在牙齿上，增加清洁难度。

定时进食：规律的饮食习惯有助于维持口腔健康。

饮食是影响儿童口腔健康的重要因素之一。通过合理选择食物，减少高糖和酸性食物的摄入，增加富含钙质、维生素 C 和纤维素的食物比例，可以有效预防蛀牙和口腔疾病的发生。家长们应根据孩子的年龄和口味偏好制定科学的饮食计划，让孩子们在享受美食的同时拥有健康的牙齿。

儿童口腔治疗中的心理干预

对于许多孩子来说，由于对牙科治疗的未知和误解，进行牙科诊疗时常常伴随着恐惧与不安。这种被称为"牙科恐惧"的情绪，不仅可能影响孩子的口腔健康治疗效果，还可能对其心理健康造成长远的影响。

▶ 什么是牙科恐惧

牙科恐惧是指个体在面对牙科治疗时产生的强烈、不合理的恐惧感。这种恐惧可能源于过去的疼痛经历、对未知事物的担忧、家长或周围人的紧张情绪传递等多种因素。儿童由于心理发展尚未成熟，更容易受到外界环境的影响，从而形成牙科恐惧。

牙科恐惧的症状常见包括孩子在提到牙科治疗时表现出焦虑、哭泣、逃避或反抗等行为；孩子在接受牙科治疗时出现心跳加速、出汗、呼吸急促、肌肉紧张等生理反应；孩子在得知需要进行牙科诊疗时或在接近治疗时间时，出现食欲下降、失眠等现象。

▶ 如何克服牙科恐惧

教育与沟通：养成定期口腔检查的习惯，让孩子适应口腔诊疗的环境，检查时温和的态度，无痛的操作，微笑的鼓励，都会对小朋友有积极的影响，让将来可能的口腔治疗变得不再可怕。在治疗前，用简单易懂的语言向孩子解释治疗过程，包括目的、步骤和可能的感受；通过讲述其他孩子成功治疗的例子，增强孩子的信心和勇气；鼓励孩子提出问题，解答其疑惑，减少未知带来的恐惧。

环境营造：确保诊室布置温馨、色彩鲜艳，减少医院的"冰冷感"；提供孩子喜爱的玩具和书籍，以分散注意力，减轻紧张情绪；允许家长在治疗过程中陪伴孩子，给予情感支持。

心理干预：教孩子学习深呼吸等放松技巧，有助于在紧张时平复情绪；通过引导孩子专注于当下的呼吸或身体感觉，减少焦虑；帮助孩子识别并改变对牙科治疗的负面认知，培养积极的心态；逐步引导孩子接触与牙科治疗相关的元素，如模型、器械等，以增强适应力。

药物治疗与非药物辅助：对于极度恐惧的孩子，可考虑使用舒适化疗法来缓解患儿的紧张和不配合，但需在医生指导下进行。

音乐疗法：播放孩子喜爱的音乐，有助于放松身心，转移注意力。

虚拟现实技术：利用 VR 技术模拟治疗过程，让孩子在虚拟环境中逐步适应。

牙科恐惧是儿童口腔治疗中不可忽视的问题，但通过科学的心理干预手段，可以有效帮助孩子克服这一障碍。家长和医疗工作者应共同努力，为孩子营造一个充满爱与支持的治疗环境，让他们在轻松愉快的氛围中维护口腔健康。

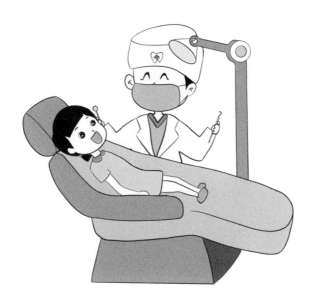

第四章

成人口腔「警钟」

牙齿的"静默"警告：超越疼痛的口腔健康信号

洗牙与牙齿健康：打破松动与牙缝增大的谣言

牙齿缺失的连锁反应

口腔X线片与癌症风险：科学解读辐射真相

智齿拔除：预防性治疗还是事后补救

……

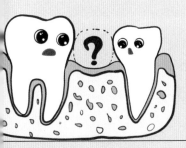

牙齿的"静默"警告：
超越疼痛的口腔健康信号

牙齿，作为我们身体的重要组成部分，不仅承担着咀嚼食物的重任，还可能影响面部美观和自信。然而，许多人在日常生活中往往忽视了牙齿的健康，直到疼痛袭来才匆忙就医。实际上，在出现疼痛症状之前，常常会通过一系列"静默"的警告信号传达口腔健康和全身健康状态的变化。

▶ 牙齿疼痛的分类及其含义

冷热酸甜痛：牙齿在遇到冷热酸甜刺激时疼痛，去除刺激后疼痛又消失，这通常是龋病或楔状缺损的表现。虽然这类疼痛可能较轻，但如果不及时治疗，症状会进一步发展，损害牙神经。

自发性阵痛：牙齿出现自发阵痛，不能定位，夜间疼痛加剧，遇冷热刺激能诱发疼痛，去除刺激后疼痛仍持续一段时间，并向耳颞部放射。这表明牙髓已发生炎症，往往需要进行根管治疗。

咬硬物疼痛：咬硬物时感到疼痛，可能是牙齿出现了裂纹或隐裂。这种疼痛通常与咬到硬物如坚果壳、蟹钳等直接相关。如果隐裂较深，牙齿甚至可能裂开，严重影响咀嚼功能。此类疼痛说明牙齿可能已经受到损伤或发生了牙齿根尖周围组织的炎症或牙髓炎，需要及时检查和治疗。

持续性疼痛：牙齿持续疼痛，可明确定位，牙齿有浮起感，敲击或咬物时疼痛加剧，这通常表明炎症已侵入根尖，形成根尖周炎。此类疼痛的治疗相对复杂，需要减压引流和根管治疗。

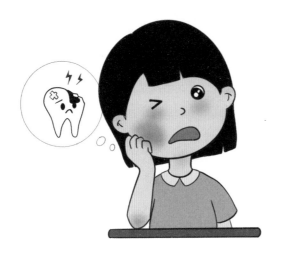

牙龈疼痛：牙龈疼痛通常伴随红肿、松动和食物嵌塞等症状，是牙周炎的典型表现。牙周炎是一种由牙菌斑和牙结石引起的慢性炎症，如果不及时治疗，可能导致牙齿松动、脱落。

智齿（第三磨牙）疼痛：智齿位置处持续疼痛，碰触牙龈时疼痛加剧，严重时可能影响张口，这是智齿冠周炎的典型表现。智齿由于位置特殊，容易积聚食物残渣和细菌，引发炎症。

▶ 牙齿疼痛的一般应对策略

俗话说"牙疼不是病，疼起来要命"，牙疼确实是人类人最难忍受的疼痛之一。很多人怕看牙医，牙痛宁可忍着或者自己吃点止疼片也坚决不去医院，但其实，牙痛最好的治疗方式就是去医院对症处理，才能从根本上解决"痛苦"。

当发生蛀牙（龋病）时，医生只需要去除龋坏的牙组织，然后进行充填修复即可，如果治疗及时，往往不需要进行根管治疗，即所谓的"抽神经"。当损坏已深达牙神经部位的时候，医生则需要采用完善的根管治疗，整个治疗周期可能需要 3～4 周，通过去除感染的牙髓来达到保留牙齿的目的。

对于牙周炎引起的牙龈疼痛，我们则鼓励通过定期洁牙，来清除牙菌斑和牙结石，保持口腔卫生。必要时，则需要在医生指导下使用抗炎药物，或者进行牙周手术治疗。

对于智齿冠周炎引起的疼痛，可进行冠周冲洗和药物治疗，待炎症消除后选择性拔除智齿。

▶ 超越疼痛的警示体征

对于牙痛的人，以下症状和特征应引起特别关注，因为它们可能不仅指示着口腔局部的问题，还可能预示着更严重的健康状况，甚至可能危及生命。

发烧：当牙痛伴随发烧症状时，可能表明炎症已经扩散到周围组织或全身。发烧是身体对感染的一种自然反应，但如果不及时控制，可能会导致更严重的感染或并发症。如果牙痛伴有高烧不退、寒战、全身不适等症状，应立即就医，以排除可能的感染源并接受相应治疗。

剧烈头痛：牙痛有时会引起剧烈头痛，这可能与三叉神经痛、牙髓炎、根尖周炎等口腔疾病有关。疼痛可能沿神经分布区域放射至头部，给患者带来极大的痛苦。剧烈头痛可能预示着口腔内的感染已经扩散到邻近组织或神经，需要及时就医以减轻疼痛并控制感染。

张口受限：张口受限是指由于炎症、肿胀或疼痛等原因导致嘴巴无法完全张开。这通常是口腔颌面部间隙感染的典型症状之一。张口受限不仅会影响进食和说话，还可能使炎症进一步扩散到周围组织。如果不及时治疗，可能导致脓肿形成、呼吸困难甚至窒息等严重后果。智齿冠周炎、颌骨骨髓炎等口腔颌面部感染都可能导致张口受限。

视物模糊：虽然牙痛直接引起视物模糊的情况较为罕见，但某些严重感染或并发症可能间接影响视力。例如，颅内感染（虽然较为少见，但可能由严重口腔感染引起）可能导致颅内压升高，进而影响视神经和视力。如果牙痛患者突然出现视物模糊、头痛、呕吐等神经系统症状，应立即就医以排除可能的颅内病变。

面部肿胀：严重的牙齿深部感染可能导致面部肿胀，特别是当炎症扩散到颌面部间隙时。这不仅是炎症加重的标志，还可能压迫呼吸道导致呼吸困难。

呼吸困难：在极端情况下，如果炎症扩散到喉部或喉部周围组织并导致肿胀，可能会阻塞呼吸道并引起呼吸困难甚至窒息。

败血症、脓毒血症：长期未控制的口腔感染可能导致细菌进入血液循环并引起全身性感染，即败血症或脓毒血症。这些疾病可能危及生命，需要立即进行医疗干预。

▶ 预防措施与建议

保持良好的口腔卫生习惯，定期刷牙、使用牙线和漱口水。

定期进行口腔检查，及时发现并治疗口腔问题。

如有牙痛或其他口腔不适症状，应及时就医并遵循医嘱进行治疗。

避免自行服用抗生素或其他药物以掩盖病情或延误治疗时机。

当牙齿以它那"静默"的方式向我们发出警告时，我们应当明白，这不仅仅是疼痛那么简单。这些信号背后，可能隐藏着更深的健康危机。因此，我们应当超越疼痛的表象，仔细审视并理解这些信号所传达的信息。及时就医、接受专业治疗，不仅是对口腔健康的尊重，更是对我们全身健康的负责。

洗牙与牙齿健康：打破松动与牙缝增大的谣言

在日常生活中，牙齿健康常常被忽视，大众更是对洗牙这一简单却重要的口腔保健措施充满了误解。许多人担心洗牙会导致牙齿松动、牙缝增大，进而对洗牙敬而远之。然而，这些担忧往往是基于错误的认知。下面将从专业角度揭开洗牙的神秘面纱，解释洗牙的重要性，帮助大家正确看待洗牙后可能出现的一些问题。

▶ 什么是洗牙

洗牙，包括龈上洁治术和龈下刮治术。

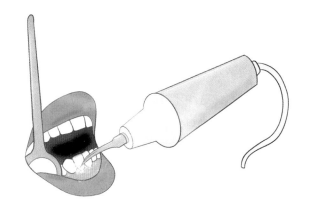

所谓龈上洁治，其实就是我们在日常生活中常说的"洗牙"。它是口腔科医生利用专业器械，如超声波洁治器和喷砂仪器，去除牙龈上方的牙结石、牙菌斑和色渍，并磨光牙面，以延缓菌斑和牙石的再沉积。这个过程就像是用冲击钻去除黏固在墙面的混凝土，去除表面的污垢和杂质。

而龈下刮治，则是针对牙龈下方及牙周袋内的深层牙结石和牙菌斑进行的清洁治疗。它使用更为精细的龈下刮治器（超声波或手工器械），通过医生的经验和手感，将隐藏在牙龈下方和牙周袋内的牙石和菌斑彻底清除。这个过程类似于深入清洁难以触及的缝隙和角落。

▶ 对于洗牙的误解和科学解释

关于洗牙，很多人会有一些常见的误解。这些误解可能源于对口腔健康知识的不完全了解，或者是受到了一些不准确的信息影响。以下是一些常见的误解，以及关于为什么要洗牙的正确解释：

误解一：洗牙会伤害牙齿

正确解释：洗牙，是一种通过专业器械去除牙齿表面和牙龈边缘的牙菌斑、牙结石和色素的方法。洗牙主要利用超声波震动和水流的冲洗作用来去除牙菌斑和牙结石。超声波洁牙机通过高频震动使牙结石松动并脱落，同时水流的冲洗作用将脱落的牙结石和牙菌斑冲洗干净。这种方法对牙齿的损伤很小，是一种安全有效的洁牙方式。当由经验丰富的牙医或口腔卫生师操作时，洗牙并不会伤害牙齿。相反，它有助于维护口腔健康，预防牙周病和其他口腔问题。

误解二：我每天刷牙，所以不需要洗牙

正确解释：虽然每天刷牙是保持口腔健康的重要步骤，但即使是最彻底的刷牙也无法完全清除牙齿上的所有牙菌斑和牙结石。牙菌斑在牙齿表面形成后，会不断矿化形成牙结石，这些牙结石是刷牙无法去除的。洗牙正是为了清除这些无法通过日常刷牙去除的牙菌斑和牙结石。

误解三：洗牙会让牙缝变大

正确解释：实际上，洗牙后感觉牙缝变大，往往是因为牙结石被清除后，原本就存在的被牙结石占据的牙缝空间暴露出来，给人造成的错觉。牙结石的存在会不断刺激牙龈，导致牙龈退缩和牙缝变大，且洗牙后原本肿胀的牙龈恢复了健康，消肿后会显得牙缝增大。然而洗牙实际上是阻止牙缝继续变大的有效手段。

误解四：洗牙会引起牙齿敏感

正确解释：洗牙后，一些人可能会感到牙齿敏感，这通常是因为洗牙去除了牙齿表面的牙结石和菌斑，露出了原本被覆盖的牙本质小管。然而，这种敏感通常是暂时的，随着牙周组织的恢复，敏感症状会逐渐减轻。如果敏感症状持续存在，可以咨询牙医以获取专业的缓解建议。

▶ 为什么要洗牙

预防牙周病：牙周病是导致牙齿松动、脱落的主要原因之一。定期洗牙可以有效清除牙菌斑和牙结石，减少其对牙龈的刺激，预防牙周组织的炎症和破坏。

预防龋病：牙菌斑中的细菌会分解食物残渣产生酸性物质，腐蚀牙齿表面形成龋洞。洗牙可以减少牙菌斑的积累，降低龋病的风险。

保持口气清新：牙菌斑和牙结石不仅影响牙齿美观，还会产生异味。洗牙后，口腔环境得到改善，口气自然更加清新。

提升口腔健康水平：定期洗牙有助于建立和维护良好的口腔卫生习惯，提升整体口腔健康水平。

▶ 什么人需要做龈下刮治

牙周炎是牙周组织（包括牙龈、牙周膜、牙槽骨和牙骨质）的慢性炎症性疾病。当牙周炎发展到一定程度，牙菌斑和牙结石会深入到牙龈下方，形成牙周袋。此时，单纯的洗牙（龈上洁治）已无法彻底清除这些致病因素，需要通过龈下刮治来清除深层的牙菌斑和牙结石，促进牙周组织的愈合。

而牙龈炎是牙周疾病的早期表现，若不及时治疗，可能发展为牙周炎。当牙龈炎患者伴有深层牙菌斑和牙结石时，也需要进行龈下刮治，以防止病情进一步恶化。

还有一些特殊情况，如在进行正畸治疗前或治疗过程中，若患者存在牙周疾病，为确保正畸治疗的顺利进行，达到良好的治疗效果，可能需要进行龈下刮治以消除牙周炎症。为避免治疗过程中因牙周炎症导致的感染风险，一些口内大手术（如种植牙手术）前，患者也可能需要进行龈下刮治以消除牙周感染隐患。

▶ 应该多久洗一次牙

洗牙的频率因人而异，主要取决于个体的口腔卫生状况、饮食习惯和遗传因素等。一般来说，建议成年人每半年至一年至少进行一次专业的洗牙。对于容易形成牙结石、有牙周病史或吸烟等高危因素的人群，可能需要更频繁地洗牙，如每三个月一次。

▶ 如何避免洗牙后牙齿酸痛的问题

洗牙后，部分人会感到牙齿敏感或酸痛，这通常是由于牙结石清除后，原本被遮挡的牙本质暴露所致。以下是一些缓解和避免洗牙后牙齿酸痛的方法：

使用脱敏牙膏：市面上有多种脱敏牙膏，含有氟化物、钾盐等成分，有助于减轻牙齿敏感。

避免冷热刺激：洗牙后一段时间内，尽量避免食用过冷过热的食物和饮料，减少对牙齿的刺激。

保持口腔卫生：继续保持良好的口腔卫生习惯，定期刷牙、使用牙线，减少牙菌斑和牙结石的再次形成。

定期复诊：如果洗牙后牙齿敏感症状持续不减或加重，应及时复诊，寻求专业医生的帮助。

洗牙是维护牙齿健康不可或缺的一环，它能够有效预防牙周病和龋病，保护牙齿和牙龈免受损害。面对洗牙可能带来的误解和谣言，我们应保持科学的态度，保持良好的口腔卫生习惯，正确认识洗牙的重要性和益处。

夜间口腔保卫战：为何晚上刷牙至关重要

在我们日常生活中，口腔健康已经越来越被重视，但晚上刷牙作为口腔护理的重要环节，其重要性却往往被低估。下面让我们深入了解为什么晚上刷牙至关重要，并为您详细介绍如何在夜晚有效清洁口腔，保护牙齿和牙龈的健康。

▶ 晚上刷牙，为牙齿构筑保护屏障

日常生活中，我们的牙齿在白天经受着各种食物的考验，这些食物在咀嚼后留下残渣，容易附着在牙齿表面及牙缝中。这些残留物不仅是细菌的温床，还会在细菌的作用下产生酸性物质，逐步侵蚀牙齿，增加患龋病的风险。因此，晚上刷牙显得尤为重要。它能够有效清除这些日间累积的食物残渣和细菌，降低细菌滋生的机会，为牙齿筑起一道保护屏障，减少酸性物质对牙齿的腐蚀，从而预防龋病的发生。

此外，晚上刷牙还考虑到了睡眠时唾液分泌减少的特殊情况。唾液在口腔中扮演着重要角色，它不仅能够冲刷掉食物残渣和细菌，还能中和酸性物质，维持口腔的酸碱平衡。然而，睡眠期间唾液分泌量会显著减少，这为细菌繁殖提供了有利条件。晚上刷牙能够降低细菌数量，减少夜间细菌对牙齿和牙龈的侵害，进一步维护口腔健康。

值得注意的是，晚上刷牙还有助于促进牙齿的再矿化过程。牙釉质作为牙齿最坚硬的保护层，其完整性对于牙齿健康至关重要。当牙齿表面的矿物质流失时，牙釉质容易受到酸性物质的侵蚀。晚上刷牙能够去除牙齿表面的酸性物质和细菌，为牙齿再矿化创造一个有利的环境。再矿化过程中，矿物质会重新沉积在牙齿表面，增强牙齿的抵抗力和耐磨性。

最后，晚上刷牙还能改善睡眠质量。口腔内的食物残渣和细菌不仅会引起口臭和口腔不适，还可能通过神经反射影响睡眠质量。保持口腔清洁可以减少这些不适感，让您在宁静和舒适的环境中享受高质量的睡眠。

▶ 如何才能提高刷牙效率

选择合适的牙刷和牙膏：选择一款适合自己的牙刷和牙膏是刷牙的第一步。牙刷应选择刷头适中、刷毛柔软且弹性好的产品，以便更好地清洁牙齿和牙龈。牙膏则可以选择具有防龋、抑菌和美白等功效的产品，或者您喜欢的具有一定口感的产品，以满足个人口腔健康需求。

掌握正确的刷牙方法：正确的刷牙方法对于保持口腔清洁至关重要。

以下是一些基本的刷牙步骤：

- 先刷牙齿外侧：将牙刷刷毛与牙齿表面呈 45° 角倾斜，轻轻来回刷动牙齿表面和牙缝处。

- 再刷牙齿内侧：同样采用 45° 角倾斜的方法，刷洗牙齿内侧和牙龈边缘。

- 刷洗牙齿咬合面：将牙刷刷毛放在牙齿咬合面上，前后刷动以清洁表面。

在刷牙过程中，要注意力度适中，避免过度用力导致牙龈受损。同时，要确保每个牙齿和牙缝都得到充分清洁。

使用牙线或冲牙器：刷牙虽然能够清洁大部分牙齿表面和牙缝处，但仍有一些难以触及的区域需要额外关注。牙线或冲牙器可以深入牙缝中清除食物残渣和细菌，是保持口腔清洁的重要工具。使用牙线时，应将牙线轻轻滑入牙缝中，上下刮动以清除残留物。使用冲牙器时，喷嘴应垂直于齿面，与齿面相隔适当距离（一般建议约 1 cm），缓慢沿齿线冲刷。避免将喷头直接对准牙龈，以免造成牙龈受伤。冲牙器每次使用时间不宜超过 2 分钟，过长时间的冲洗可能导致牙龈过度刺激，同时过多地使用也会减少唾液分泌。但需要注意的是，牙线或冲牙器虽然能够清洁牙缝和牙龈沟等牙刷难以触及的区域，但并不能完全替代牙刷。因此，建议在正确有效刷牙的同时，辅助使用牙线或冲牙器，以达到更好的口腔清洁效果。

出现牙缝用齿间刷：齿间刷特别适合用来清洁牙缝。随着年龄的增长，我们的牙缝会变宽，更加适合使用齿间刷。患有牙周炎的人，在完成牙周治疗后，牙齿会出现间隙；正畸患者在矫正期间，牙齿会发生移动而出现牙缝；还有某些先天有牙缝的人群，都适合用齿间刷。使用的时候，先用齿间刷蘸取牙膏，慢慢插入牙缝，轻轻地前后移动，用刷毛带出食物残渣及软垢，清洁干净后缓慢将齿间刷拔出，再用清水漱口。

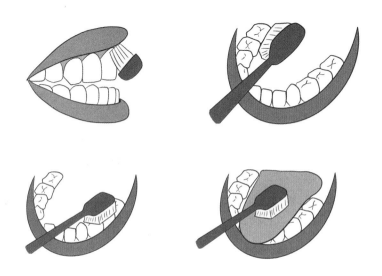

▶ 养成定期洗牙的习惯

除了日常刷牙外，定期洗牙也是保持口腔健康的重要措施。洗牙能够彻底清除牙齿表面的牙菌斑和牙结石等顽固污垢，维护牙齿和牙龈的健康。建议每半年至一年至少进行一次洗牙，并根据个人口腔健康状况适当调整洗牙频率。

通过精心挑选的牙刷与牙膏，我们为这场战斗配备了精良的武器；掌握正确的刷牙技巧，则是我们精准打击口腔内潜藏威胁的制胜法宝。而牙线、齿间刷和冲牙器等的辅助运用，更是如同清扫战场的精细工作，确保每个角落的清洁无死角。更不应忽视的是，定期洗牙的习惯，它如同对口腔进行的一次全面维护与升级，让我们的口腔防御系统始终保持在最佳状态。

牙齿缺失的连锁反应

随着年龄的增长、不良生活习惯或意外伤害，许多人面临着牙齿缺失的问题，这个看似简单的问题，却可能引发一系列连锁反应，影响我们的咀嚼功能、面部外观、发音甚至心理健康。

▶ **牙齿缺失的种类**

牙齿缺失可根据缺失的数量和位置进行分类，主要包括：

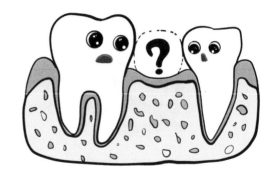

个别牙缺失：指口腔中单独一颗或多颗牙齿的缺失，常见于龋病严重、牙周病导致的牙齿松动脱落，或是外伤引起的牙齿断裂脱落。

多颗牙缺失：当口腔中连续或非连续的多颗牙齿缺失时，称为多颗牙缺失。这种情况可能严重影响咀嚼功能和口腔结构稳定性。

全口牙缺失：即口腔内所有牙齿均缺失，常见于老年人或因严重口腔疾病导致的情况。全口牙缺失会极大地影响患者的生活质量，包括饮食、发音及心理健康。

▶ **牙齿缺失的原因**

牙齿缺失的原因多种多样，主要包括以下几点：

龋病：长期不注意口腔卫生，导致牙齿被细菌侵蚀，形成龋洞，最终可能因龋坏严重而不得不拔除。

牙周病：牙菌斑和牙结石长期刺激牙龈，引发牙龈炎，进而发展为牙周炎，导致牙槽骨吸收，牙齿松动脱落。

外伤：如摔倒、撞击等意外事件，可能导致牙齿断裂或完全脱出。

先天性缺失：极少数情况下，个体可能因遗传因素而天生缺少某些牙齿。

疾病与治疗：某些疾病（如肿瘤）或治疗过程（如放疗、化疗）可能导致牙齿松动或脱落。

▶ 牙齿缺失对人体的损害

牙齿缺失不仅仅影响进食，还可能引发一系列连锁反应，对人体造成多方面的损害：

咀嚼功能下降：牙齿缺失后，咀嚼效率显著降低，食物无法充分磨碎，增加胃肠负担，易导致消化不良、营养吸收不良等问题。

发音障碍：前牙（尤其是门牙）的缺失会直接影响发音清晰度，特别是对唇齿音和舌齿音的影响尤为明显。

面部形态改变：长期牙齿缺失会导致牙槽骨吸收，面部失去支撑，出现塌陷、皱纹增多等衰老迹象，影响面部美观。

邻牙倾斜：缺失的牙齿两侧的邻牙会向缺牙间隙倾斜，对颌牙也会伸长，导致咬合关系紊乱，进一步影响咀嚼功能。

心理健康问题：牙齿缺失可能影响个人自信心，导致社交障碍、自卑心理等心理健康问题。

▶ 如何修复牙齿缺失

面对牙齿缺失的问题，现代医学提供了多种修复方法，旨在恢复患者的咀嚼功能、发音能力、面部美观及心理健康。

1. 活动义齿（假牙）

特点：可自行摘戴，便于清洁，价格相对低廉。

适用情况：适用于多颗或全口牙缺失的患者，尤其是老年人和经济条件有限的人群。

注意事项：初戴时可能有异物感，需一段时间适应；需定期调整以保持最佳适配度。

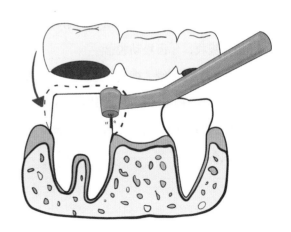

2. 固定义齿（烤瓷桥）

特点：固定于口腔内，无需摘戴，外观接近自然牙，舒适度高。

适用情况：适用于少数牙齿缺失，且邻牙健康稳固的情况。

注意事项：需磨除部分邻牙作为基牙，可能对邻牙造成一定损伤；注意口腔卫生，避免基牙龋坏。

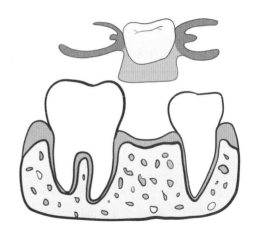

3. 种植牙

特点：将人工牙根（种植体）植入牙槽骨内，待其与骨组织结合后，再在其上安装牙冠，达到与自然牙相似的功能和美观效果。无需损伤邻牙，稳固耐用，美观度高，舒适性好。

适用情况：几乎适用于所有类型的牙齿缺失，尤其是单颗或多颗牙齿缺失的患者。

注意事项：手术过程相对复杂，费用较高；术后需严格遵守医嘱，定期复查维护。

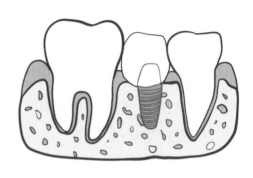

　　牙齿的缺失远非仅仅影响我们的咀嚼功能，它更像是一个悄然启动的多米诺骨牌，可能从生理及心理层面触动一系列复杂而深远的健康反应。因此，面对牙齿缺失的警示信号，我们应迅速行动起来，寻求专业的医疗帮助。每个人的口腔状况都是不一样的，选择最适合自己的修复方案至关重要。无论是通过种植牙恢复如初，还是借助其他方式重建口腔平衡，及时的干预都是阻止连锁反应蔓延的关键。

口腔 X 线片与癌症风险：
科学解读辐射真相

在现代医疗中，口腔 X 线片作为一种常见的诊断工具，广泛应用于牙科疾病的检查和治疗中。然而，关于口腔 X 线片是否会增加癌症风险的问题，一直以来都受到公众的关注。下面我们来详细解读口腔 X 线片的种类、辐射剂量、与癌症的关系以及如何避免辐射风险，为大家提供科学的认识和指导。

▶ 口腔 X 线片的种类及其用途

口腔 X 线片是牙科医生了解患者口腔状况的重要工具，主要可以分为以下几种：

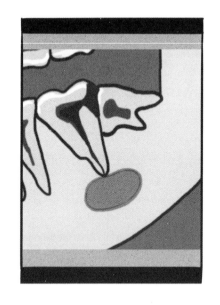

小牙片（根尖片）：这是最常见的一种口腔 X 线片，主要用于检查牙齿的根尖区域，帮助医生了解牙齿的牙髓、根尖周组织以及牙槽骨的情况。小牙片的辐射剂量相对较低，为 1～5 μSv，临床应用最为广泛。

全口曲面断层片（全景片）：全口曲面断层片能够覆盖整个口腔的牙齿，展示牙齿的排列、形态以及牙齿与颌骨的关系。它的辐射剂量略高于小牙片，约为 22 μSv，常用于智齿拔除前的评估和牙齿正畸前的规划。

口腔 CBCT（锥形束计算机断层扫描）：口腔 CBCT 是一种更为先进的口腔影像学检查技术，能够提供高分辨率的三维图像，帮助医生从多个角度观察口腔结构和病变情况。然而，它的辐射剂量也相对较高，约为 50 μSv，主要用于复杂病例的诊断，如埋伏牙的拔除和颌面部骨折的评估。

▶ 辐射剂量的科学解读

辐射是指能量以电磁波或高速粒子的形态传送，根据辐射能量的大小和能否引起物质的分子电离，分为电离辐射和非电离辐射。口腔 X 线片所产生的辐射属于电离辐射，但其剂量远低于可能对人体造成损害的阈值。

根据国际辐射防护单位和测量委员会（ICRU）的推荐，人体每年接受的辐射剂量应控制在一定范围内，以避免潜在的健康风险。对于普通公众而言，全球平均每人每年受到的天然本底辐射剂量约为 2.4 mSv，而一张口腔 X 线片的辐射剂量远远低于这一水平。

为了更直观地理解口腔 X 线片的辐射剂量，我们可以将其与日常生活中的其他辐射来源进行比较。例如，每吃一根香蕉会受到约 0.1 μSv 的辐射（因为香蕉富含放射性钾），而拍一张小牙片的辐射剂量相当于吃 5～10 根香蕉。这样的比较虽然有些夸张，但足以说明口腔 X 线片的辐射剂量是非常微小的。

▶ 口腔 X 线片与癌症的关系

关于口腔 X 线片是否会增加癌症风险的问题，科学界已经进行了大量的研究。目前普遍认为，在合理的使用范围内，口腔 X 线片所产生的辐射剂量不会对人体造成显著的致癌风险。

癌症的产生是一个复杂的过程，涉及多种因素的共同作用。虽然辐射是其中之一，但只有在剂量足够大、持续时间足够长的情况下，才有可能引发癌症。而口腔 X 线片所产生的辐射剂量远远低于这一水平，因此不必过分担心其致癌风险。

此外，现代医疗设备在设计和使用时都遵循了严格的辐射防护标准，以确保患者的安全。医生也会根据患者的具体情况和需要，选择合适的检查方法和剂量，以减少不必要的辐射暴露。

▶ 如何避免辐射风险

尽管口腔 X 线片的辐射剂量很低，但我们仍然可以采取一些措施来进一步降低辐射风险：

合理选择检查项目：在医生的指导下，根据病情需要选择合适的检查项目。避免不必要的重复检查和过度使用高辐射剂量的检查方法。

做好个人防护：在进行口腔 X 线检查时，应佩戴好防护用品，如铅围脖、铅衣等，以减少散射线对身体的辐射损伤。同时，应确保检查室内无其他无关人员，避免不必要的辐射暴露。

保持适当距离：在进行口腔 X 线检查时，应尽量保持与放射源的距离，以减少辐射剂量。同时，在检查室内不要随意移动或触摸设备，以免增加辐射暴露的风险。

关注设备质量：选择质量可靠、辐射防护性能好的医疗设备进行检查。避免使用老旧或不合格的设备进行检查，以减少辐射暴露的风险。

增强健康意识：保持良好的生活习惯和饮食习惯，增强身体免疫力。定期进行口腔健康检查，及时发现和治疗口腔疾病，减少因病情需要而进行的辐射检查次数。

在深入探讨并科学解读了口腔 X 线片与癌症风险之间的微妙关系后，我们可以明确的是，作为牙科治疗领域不可或缺的诊断利器，口腔 X 线片所释放的辐射剂量对人体伤害确实微不足道，严格控制在安全标准之内，不会给人体带来显著的致癌隐忧。这一结论是基于广泛的科学研究与临床实践的积累，为我们提供了安心使用的坚实依据。

当然，尽管风险极低，但我们仍应秉持科学谨慎的态度，采取必要的防护措施，以进一步将辐射影响降至最低。这包括但不限于在专业医生的指导下合理使用 X 线片，遵循医疗安全规范，以及加强个人健康管理，确保每一次的医疗检查都既能精准诊断病情，又能有效保障患者安全。因此，面对"口腔 X 线片与癌症风险"这一话题，我们无需谈"辐"色变，而应理性看待，科学应对。如此，方能真正实现医疗科技的健康发展与人民健康的和谐共生。

智齿拔除：预防性治疗
还是事后补救

　　智齿，也称为第三磨牙，通常位于口腔最内侧，是人类口腔中最后萌出的牙齿。尽管智齿在进化上可能不再承担咀嚼功能，但它们在个体发育过程中仍可能引发一系列口腔问题。因此，智齿拔除成为口腔医学中常见的治疗选择。下面我们将详细探讨智齿拔除的分类、最佳时机，以及预防性治疗与事后补救之间的权衡，旨在帮助大家正确理解这些问题。

▶ 智齿的分类

　　智齿根据其在口腔中的位置和生长情况，大致可分为以下几类：

　　正常萌出智齿：这类智齿生长位置正确，与其他牙齿排列整齐，无明显症状，通常无需拔除。

　　阻生智齿：由于颌骨空间不足或智齿生长方向异常，导致智齿无法完

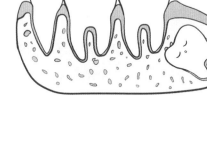

埋伏智齿

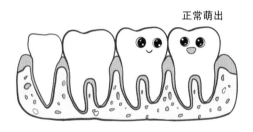

正常萌出

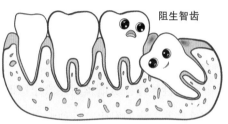

阻生智齿

全萌出或仅部分萌出。这类智齿容易引发炎症，是拔除的主要对象。

埋伏智齿：完全埋藏于颌骨内，未露出牙龈表面，但可能因为囊肿、肿瘤等原因需要拔除。

▶ 拔除智齿的常见原因

预防并发症：阻生智齿容易引发智齿冠周炎、邻牙龋坏、牙髓炎等口腔疾病，拔除可有效预防这些并发症。

改善口腔健康：智齿拔除后，有助于清洁和维护口腔卫生，减少口腔疾病的发生。

纠正牙齿排列：在正畸治疗中，有时需要拔除智齿以腾出空间，使其他牙齿排列整齐。

▶ 智齿拔除的最佳时机

智齿拔除的最佳时机因人而异，主要取决于智齿的生长情况、患者的年龄、口腔健康状况以及医生的建议。一般来说，以下几个因素应考虑在内：

年龄因素：智齿通常在16～25岁之间萌出。对于阻生智齿，建议在萌出后尽早拔除，以避免引发并发症。过早拔除（如智齿尚未萌出）可能增加手术难度和风险；过晚拔除（如智齿已引发严重并发症）则可能增加患者的痛苦和恢复时间。因此，18～25岁被认为是智齿拔除的理想年龄段。

口腔健康状况：在智齿拔除前，患者应进行全面的口腔检查，评估口腔健康状况。如有炎症、感染或囊肿等病变，应先进行治疗，待症状缓解后再进行拔除。

医生建议：智齿拔除是一项专业性很强的医疗操作，患者应遵循医生的建议。医生会根据患者的具体情况，如智齿的生长情况、患者的年龄、口腔健康状况等，制定个性化的拔除方案。

▶ 预防性治疗与事后补救

预防性治疗：所谓预防性治疗是指在智齿引发严重并发症之前，通过拔除智齿来预防这些并发症的发生。这种治疗方式具有以下优点：

减少痛苦：拔除智齿可以避免智齿冠周炎、邻牙龋坏等口腔疾病的发生，减少患者的痛苦。

降低治疗成本：相比事后补救，预防性治疗可以节省治疗费用和时间。

提高生活质量：拔除智齿有助于改善口腔卫生，提高患者的生活质量。

然而，预防性治疗也存在一定的风险和不足。例如，拔除智齿可能导致一定的疼痛、肿胀和出血等不良反应。此外，对于某些患者来说，拔除智齿可能并非必要的治疗选择。

事后补救：所谓事后补救是指在智齿已经引发并发症后，通过拔除智齿和其他治疗手段来消除症状、恢复口腔健康。这种治疗方式通常包括以下几个步骤：

抗感染治疗：对于智齿冠周炎等感染性疾病，首先需要进行抗感染治疗，控制炎症。

拔除智齿：在炎症得到控制后，进行智齿拔除手术。

修复治疗：拔除智齿后，根据需要进行修复治疗，如填充缺失的牙齿、修复牙龈组织等。

事后补救的优点在于可以对已经发生的并发症进行针对性治疗。但缺点在于治疗过程可能较为复杂、耗时较长，且治疗成本较高。

▶ 究竟该选预防性治疗还是事后补救

在决定是否进行智齿拔除时，患者需要在预防性治疗和事后补救之间进行权衡。以下是一些建议：

综合评估：患者应进行全面的口腔检查，评估智齿的生长情况、口腔健康状况以及可能的风险和并发症。

医生咨询：咨询专业口腔医生的建议，了解不同治疗方案的优缺点，制定个性化的治疗计划。

权衡利弊：根据自身情况和医生建议，权衡预防性治疗和事后补救的利弊，选择最适合自己的治疗方案。

牙周病的隐秘征兆与自救

在人生的长河中，我们或许都曾在某个阶段陷入过"中年危机"的思考。然而，在身体的某个角落，还有一场可能悄然发生的病变值得我们高度警惕——那就是牙周病。与"中年危机"不同，牙周病并非仅仅是岁月的副产品，它更是一个潜伏在成年人口腔健康中的隐秘杀手，悄无声息地侵蚀着我们的牙齿根基。

当您对着镜子微笑，看到的不仅是岁月的痕迹，还有牙龈红肿、出血，甚至是牙齿松动的迹象，这不仅仅是美观的丧失，更是健康危机的预警。牙周病，这一看似不起眼的口腔问题，实则与全身健康息息相关，它可能引发心脏病、糖尿病等多种慢性疾病，甚至影响我们的生活质量和社会交往。

根据《第四次全国口腔健康流行病学调查报告》，我国成年人牙周病的发病率高达 80%～97%。牙周疾病，如何预防？如何自救？

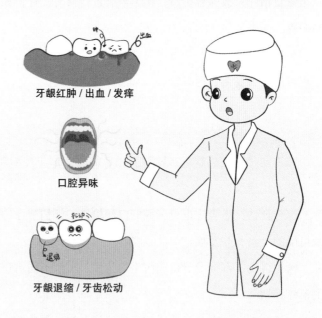

牙龈红肿 / 出血 / 发痒

口腔异味

牙龈退缩 / 牙齿松动

▶ 什么是牙周病

牙周病，顾名思义，是指发生在牙周支持组织（包括牙龈、牙周膜、牙槽骨和牙骨质）的各种疾病。这类疾病通常表现为牙龈出血、红肿、疼痛以及牙齿松动等症状，严重时甚至会导致牙齿脱落。牙周病主要包括两大类：牙龈病和牙周炎。牙龈病主要影响牙龈组织，表现为牙龈的炎症和出血；而牙周炎则更加严重，它不仅影响牙龈，还会波及牙周膜、牙槽骨等深层组织，导致牙周组织的破坏和牙齿的松动。

▶ 牙周病在各年龄段的发病率

牙周病在人群中的发病率相当高，据统计，其发病率为 40% 左右。不同年龄段的人群，牙周病的发病率也有所不同。

儿童期：尽管儿童期不是牙周病的高发期，但小学生中牙龈炎的发病率相对较高，为 70% 左右。这主要是由于儿童口腔卫生习惯尚未养成，加之牙齿排列不齐、易滞留食物残渣等因素所致。

青少年期：随着青春期的到来，青少年的激素水平发生变化，牙龈组织对局部刺激的反应性增强，使得青少年期成为牙龈炎的又一高发阶段。

成年期：成年人由于工作压力大、饮食不规律、吸烟饮酒等不良生活习惯的影响，牙周病的发病率显著上升。据统计，成年人中牙周病的发病率可达 70% 以上，是导致成人牙齿缺失的主要原因之一。

老年期：随着年龄的增长，老年人的口腔健康状况逐渐下降，牙周病的发病率进一步上升。此外，老年人常伴有多种慢性疾病，如糖尿病、高血压等，这些疾病也会增加牙周病的风险。

相较于其他年龄段，中年时期因生活习惯、工作压力、口腔保健意识等多重因素的交织影响，牙周病的发病率显著攀升，成为该群体口腔健康的一大隐忧。这一现象不仅凸显了中年人群在维护口腔健康方面的迫切需求，也提醒社会各界应加强对中年人群口腔健康的关注与支持，共同推动口腔健康知识的普及与防护措施的落实。

▶ 牙周病早期症状及自我检测方法

1. 牙龈出血

症状：刷牙、使用牙线或咀嚼食物时牙龈出血。

自我检测：注意观察这些日常活动后的牙龈情况，持续出血或出血量较大时应及时就医。

2. 牙龈红肿

症状：牙龈边缘红肿、水肿，甚至出现牙菌斑。

自我检测：对着镜子检查牙龈颜色是否健康，注意是否有红肿、水肿现象。

3. 牙龈发痒或刺痛

症状：牙龈受到细菌刺激产生痒感或刺痛感。

自我检测：用手指轻轻触碰牙龈，感受是否有痒感或刺痛感。

4. 口腔异味

症状：口腔出现腐败性臭味。

自我检测：注意自己的口腔气味，如果持续有异味，应警惕牙周病的可能。

5. 牙齿松动

症状：牙齿稳固性受到影响，可能出现轻微松动。

自我检测：用舌头或手指轻轻推动牙齿，检查其稳固性。

6. 牙龈退缩

症状：牙龈边缘向牙齿根部退缩，暴露牙根。

自我检测：观察牙齿根部是否有牙龈覆盖不足的情况。

请注意，以上方法虽然可以帮助初步判断是否存在牙周病的风险，但并不能替代专业医生的诊断和治疗。如果发现以上症状或对自己口腔健康有疑虑，应及时就医进行专业检查。

▶ 预防牙周病的有效策略

1. 良好的口腔卫生习惯

每天早晚使用含氟牙膏刷牙，每次刷牙时间至少 2 分钟，并推荐使用水平颤动拂刷法，以有效清洁牙齿和牙龈的每一个角落。

每天至少使用一次牙线或齿间刷，清理牙齿之间的缝隙，去除难以通过刷牙去除的食物残渣和牙菌斑。

饭后漱口，减少食物残渣在口腔内的滞留时间，降低细菌滋生的机会。

2. 健康的生活方式

戒烟限酒，避免过度摄入槟榔等有害口腔健康的食物。吸烟、饮酒和嚼槟榔都会增加患口腔癌和牙周病的风险。

均衡饮食，摄入富含钙、磷、维生素D和蛋白质的食物，如牛奶、豆制品、鱼类等，以增强牙齿和牙龈的健康。

减少糖分摄入，避免过多食用含糖饮料和零食，因为糖分是细菌滋生的主要营养来源。

3. 定期口腔检查和专业洁牙

每年至少进行1～2次专业的口腔检查和洁牙治疗，以及时发现和清除牙菌斑、牙结石等导致牙周病的因素。

对于已经患有牙周病的人群，应在医生的指导下进行积极的治疗和定期的复诊。

4. 应对工作压力

学会管理和缓解工作压力，保持心情愉悦和情绪稳定。压力过大时，身体会释放皮质醇等激素，增加牙龈受到细菌毒素破坏的速度，引发或加重牙周病。

可以通过运动、冥想、听音乐等方式来缓解压力，保持身心健康。

5. 提高口腔保健意识

增强对口腔健康的重视程度，认识到牙周病对全身健康的影响。

学习正确的口腔保健知识，了解牙周病的预防和治疗方法。

积极参与口腔健康宣传和教育活动，提高自己的口腔保健意识和能力。

老年人口腔黏膜疾病的
预防与护理

随着社会老龄化进程的加速，老年人口腔健康问题日益凸显，尤其是口腔黏膜疾病，往往因症状不明显而被忽视，实则影响老年人的生活质量。在此向大家介绍老年人口腔黏膜的生理特点、易患疾病的原因、常见疾病类型、癌变风险及日常保健要点，帮助老年人及其家属提升口腔健康意识，共同守护口腔健康。

▶ 老年人的生理特点与口腔黏膜健康

口腔黏膜作为口腔内部柔软且湿润的薄层，不仅是口腔的"守护者"，还承载着多重复杂功能，包括保护、感知及分泌等。随着岁月的流转，这一生理系统亦会经历显著的退行性变化，其变化特征可精准概述如下：

1. 黏膜层减薄与弹性降低

步入老年阶段，口腔黏膜的厚度逐渐缩减，其原有的柔韧与弹性也随之减弱。这一现象使得黏膜在面对外界环境刺激或潜在损伤时，变得更为脆弱和敏感。

2. 唾液分泌的生理性减量

唾液，作为口腔健康的守护者，不仅担当着清洁口腔、保护牙齿的重要角色，还是维持口腔黏膜湿润度与消化等正常生理功能的关键。然而，随着年龄的增长，人体生理功能逐渐衰退，唾液腺的分泌能力显著下降，导致口腔环境趋于干燥，进而削弱了黏膜的自然防御机制，使其更易遭受感染侵袭。

3. 局部免疫力的自然衰退

口腔黏膜的局部免疫屏障是抵御病原体入侵的第一道防线。然而，随着年龄的增长，这一屏障的免疫力和抵抗力逐渐减弱，为病原体的侵入提供了可乘之机，从而增加了口腔疾病的发生风险。

▶ 老年人为何容易罹患口腔黏膜疾病

老年群体的全身健康状态对口腔黏膜健康具有深远影响。具体来说，慢性疾病如糖尿病、高血压及心脑血管疾病，以及长期使用的药物（降压药、降糖药、精神类药物等），均可直接或间接干扰口腔黏膜的生理功能与免疫防御，进而增加了口腔黏膜疾病的发生率。同时，以下情况也是老年人容易罹患口腔黏膜疾病的原因。

1. 复杂的口腔微环境

老年人口腔中常残留的残根、残冠及不良修复体，不仅妨碍了咀嚼效率，还为细菌滋生提供了有利条件，促进了口腔黏膜炎症及感染的风险。

2. 营养摄取不足

随着年龄增长，老年人的消化与吸收能力减弱，加之饮食习惯可能倾向于软食与精细食物，这易导致维生素、矿物质等关键营养素的摄取失衡，进而影响口腔黏膜的健康。

3. 口腔清洁挑战

部分老年人面临手眼协调能力下降的问题，这使得彻底的口腔清洁变得困难，因此牙菌斑与牙结石的累积加剧，对牙周组织及口腔黏膜构成威胁。

4. 不良生活习性

诸如吸烟、过量饮酒、频繁摄入过烫或过辣食物等不良生活习惯，均会直接对口腔黏膜造成物理或化学性损伤，显著提升相关疾病的患病概率。

▶ 老年人口腔黏膜常见疾病及其特点

1. 口腔溃疡

口腔溃疡是老年人最常见的口腔黏膜疾病之一，主要表现为口腔黏膜上出现圆形或椭圆形的浅表性溃疡，伴有疼痛和不适感。复发性口腔溃疡（ROU）在老年人群中尤为常见，其发病机制尚不完全明确，可能与内分泌紊乱、感染、免疫因素、创伤等有关。ROU 多为自限性疾病，但反复发作会影响患者的生活质量。

2. 口腔扁平苔藓

口腔扁平苔藓是一种慢性炎症性黏膜病，主要表现为口腔黏膜上出现白色或灰白色的网状、树枝状线条图案，常伴有充血、糜烂、溃疡等症状。OLP 的致病因素复杂，可能与心理疾病、精神创伤、内分泌紊乱、免疫因素等有关。OLP 具有一定的癌变风险，尤其是糜烂型 OLP，需高度重视。

3. 口腔黏膜白斑

口腔黏膜白斑是口腔黏膜上的白色斑块或斑点，多发生于唇、颊、舌等部位。白斑的发病机制尚不明确，多数是由于口腔黏膜长期受到刺激导致，如抽烟、嚼槟榔等。白斑具有一定的癌变潜能，发病后局部组织产生变性，可形成质地较硬的斑块，伴有疼痛感。特别地，对于伴有糜烂、溃疡等症状的白斑，长期不接受治疗，有进一步发展成为口腔癌的可能。

4. 口腔念珠菌病

老年人口腔干燥、免疫力下降等因素易导致假丝酵母菌（念珠菌）感染，引发口腔念珠菌病。该病主要表现为口腔黏膜上出现白色假膜、红斑、水肿等症状，严重时可能累及咽喉和食管等部位。

▶ 老年人如何做好口腔保健

1. 保持口腔卫生

正确刷牙：选择软毛、小刷头的牙刷，并使用含氟牙膏；采用正确的刷牙方法，如巴氏刷牙法，避免横刷法，以免损伤牙齿和牙龈。每天早晚刷牙各一次，每次刷牙时间 2～3 分钟。餐后用清水漱口，或使用漱口水，以去除食物残渣和细菌。

使用牙线、齿间刷等工具：每天坚持使用牙线、齿间刷等工具清洁牙缝，以去除牙刷难以触及的牙菌斑和食物残渣。

定期洗牙：定期到口腔医院进行洗牙，以去除牙面上的牙菌斑、牙结石等，预防牙周病和口腔黏膜病变。

2. 合理饮食

均衡膳食：多吃新鲜蔬菜和水果以补充维生素和矿物质，增强口腔黏膜的抵抗力；避免过多摄入辛辣、刺激性食物，如辣椒、生姜、大蒜等，以免刺激口腔黏膜。

戒烟限酒：吸烟和过量饮酒都会对口腔黏膜造成损害，增加口腔黏膜病变的风险。因此，老年人应戒烟限酒。

3. 定期口腔检查

定期检查：定期到口腔医院进行口腔检查，以便及时发现并治疗口腔疾病。建议每年至少进行1～2次口腔检查。

关注口腔黏膜变化：老年人应关注口腔黏膜的变化，如出现口腔溃疡、白斑、红斑等症状时，应及时就医检查。

4. 增强体质和情绪管理

增强体质：保持适当的运动量和良好的作息习惯，以增强体质和免疫力。注意补充营养，提高身体抵抗力。

情绪管理：保持心情愉悦和情绪稳定，避免过度焦虑和抑郁。这些情绪因素可能会影响身体的免疫力，从而增加口腔黏膜病变的风险。

5. 注意假牙的使用和维护

正确佩戴和使用假牙：佩戴假牙时应按照医生的指导进行，避免过度用力或不当使用导致口腔黏膜受损。定期清洗和消毒假牙，保持其清洁卫生。

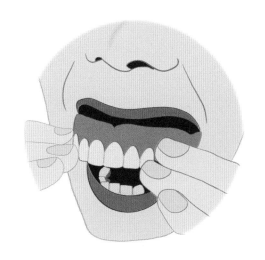

及时修复缺失的牙齿：老年人缺失的牙齿应及时修复，以避免影响咀嚼功能和口腔健康。修复方式包括固定义齿、活动义齿等，可根据个人情况选择适合的修复方式。

第五章

笑容升级计划

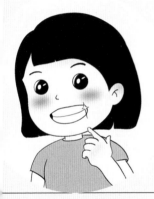

牙齿美白方法大比拼

牙齿美白是现代人追求美丽笑容的热门话题之一。无论是因为自然老化、食物色素沉积，还是不良生活习惯导致的牙齿变黄，美白牙齿都能显著提升个人形象和自信心。然而，面对市场上琳琅满目的牙齿美白产品和各种方法，大家或许可能感到无从选择。下面我们详细介绍牙齿美白的概念、各种方法的优缺点，并提供实用的选择建议，帮助大家找到最适合自己的牙齿美白方案。

▶ 什么是牙齿美白

牙齿美白，即通过物理、化学或医学手段去除牙齿表面的色素沉积，恢复牙齿的自然洁白。这些色素可能来源于食物（如咖啡、茶、红酒）、烟草、药物（如四环素）或其他外部因素。牙齿美白不仅能让牙齿看起来更加美观，还能增强口腔卫生，预防牙齿疾病。

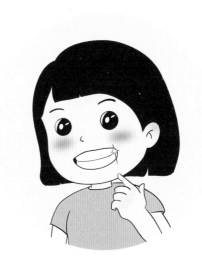

▶ 牙齿美白的方法及优缺点比较

1. 家庭美白方法

（1）小苏打刷牙。

优点：小苏打呈弱酸性，能够分解牙齿表面的茶渍或烟渍，对牙齿美白有一定的效果。使用简单，成本低廉。

缺点：长期过度使用可能损伤牙釉质，导致牙齿敏感。

使用建议：每周1～2次，每次3分钟，避免直接接触牙龈。

（2）食盐刷牙。

优点：食盐具有杀菌消炎的作用，有助于预防口腔疾病。

缺点：对牙齿美白效果有限，长期使用可能损伤牙釉质。

使用建议：适量加入牙膏中，不宜频繁使用。

（3）柠檬汁与草莓。

优点：柠檬和草莓含有丰富的维生素C和天然果酸，具有美白作用。

缺点：酸性物质可能损伤牙釉质，导致牙齿敏感。

使用建议：用纱布蘸取少量柠檬汁或草莓泥擦拭牙齿，然后立即漱口。

（4）牙粉与美白牙膏。

优点：使用方便，适合日常护理。部分产品含有美白成分，如过氧化氢。

缺点：效果因人而异，对于顽固色素沉积效果有限。

使用建议：选择信誉好的品牌，按照说明书使用。

2. 专业美白方法

（1）冷光美白。

原理：将美白剂涂抹在牙齿表面，通过冷光照射促进美白剂渗透到牙齿内部，分解色素，使牙齿变白。

优点：效果显著，操作时间短、见效快，无刺激、无不良反应，一般半小时至1小时即可完成。

缺点：术后可能出现牙齿敏感，需要一定时间恢复。费用相对较高。

适用人群：适合牙齿颜色较深、需要快速美白的人群。

（2）激光美白。

原理：与冷光美白类似，但使用激光代替冷光照射，加速美白过程。

优点：美白效果更快、更显著。

缺点：价格昂贵，操作复杂，需要专业医生操作。

适用人群：轻中度四环素牙、长期吸烟引起的烟斑，追求极致美白效果的人群。

（3）瓷贴面与全瓷冠。

原理：通过磨除部分牙体组织，将瓷贴面或全瓷冠粘接在牙齿表面，遮盖原有颜色。

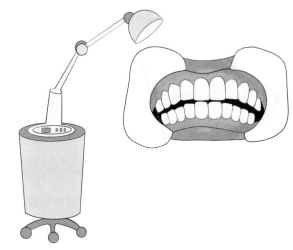

优点：美白效果显著，持久耐用，对牙齿损伤较小。

缺点：费用高昂，需要磨除部分牙体组织，可能导致牙齿敏感。

适用人群：牙齿颜色过深、严重缺损或需要改善牙齿形态的人群。

（4）洗牙与喷砂。

原理：通过超声波震动或高压水流去除牙齿表面的牙结石、牙菌斑、牙垢、烟斑、茶渍等。

优点：清洁效果显著，预防口腔疾病。

缺点：恢复牙齿本来颜色，美白改善有限，需要定期维护。

适用人群：适合日常口腔清洁和预防性美白。

▶ 如何选择适合你的牙齿美白方案

选择最适合自己的牙齿美白方案，需要综合考虑多个因素，包括牙齿的初始状态、美白需求、个人健康状况以及预算等。以下是一些具体的建议：

1. 了解牙齿的初始状态

牙齿颜色与问题：首先，观察自己的牙齿颜色是否偏黄、偏灰或有其他色斑，以及是否存在牙结石、牙菌斑等问题。这些因素将直接影响美白方案的选择。

健康状况：确保自己的牙齿和牙龈处于健康状态，没有严重的口腔疾病，如牙周炎、龋病等。如果存在这些问题，需要先进行治疗再考虑美白。

2. 明确美白需求

短期与长期目标：设定合理的美白目标，是希望短期内看到明显改善，还是更注重长期效果的维持。

美白程度：根据自己的需求，选择适当的美白程度。过度美白可能会对牙齿造成损害，因此需要权衡效果与安全性。

3. 选择美白方案

日常清洁与维护：

刷牙与漱口：选择适合自己的牙刷和牙膏，坚持每天早晚刷牙，饭后漱口，减少色素在牙齿表面的沉积。

牙线与齿间刷：使用牙线和齿间刷清洁牙齿间的缝隙，防止食物残渣和菌斑的堆积。

▶ 注意事项

安全性：选择美白方案时，要确保其安全性，避免使用可能损害牙齿健康的方法。

适用性：根据自己的牙齿状况和美白需求选择合适的方案。

预算考虑：不同的美白方案价格差异较大，需要根据自己的预算做出合理选择。

专业咨询：在决定美白方案前，最好咨询专业的口腔医生或牙医，了解各种方案的优缺点，选择最适合自己的方案。

"牙齿美白方法大比拼"不仅仅是选择最适合你的方案，更是了解自己口腔需求、学会科学护理。无论是家庭日常护理中的牙膏美白、漱口水辅助，还是专业诊所提供的冷光美白、贴面修复，不要盲目追求快速美白效果，而是要根据自身情况，理性选择，并持之以恒地维护。

瓷贴面修复：适应证与
患者选择

在现代牙科医学中，瓷贴面修复作为一种微创且高效的美学修复方法，因其出色的美观效果和较低的损伤性，备受患者青睐。接下来我们详细介绍瓷贴面的基本概念、适应证、适合人群以及做瓷贴面需要注意的事项，帮助大家更好地理解并做出合适的选择。

▶ 什么是瓷贴面

瓷贴面，顾名思义，是一种采用瓷材料制作的薄片，通过粘结技术覆盖在牙齿表面，以达到恢复牙齿正常形态或改善牙齿色泽的修复方法。瓷贴面技术因其不磨牙或少磨牙的特点，保留了大量的天然牙体组织，从而降低了术后牙髓炎症和坏死等风险，同时也提升了修复的舒适度和持久性。

瓷贴面修复通常针对前牙区域进行，这一区域是微笑时最容易暴露的部分，因此决定了最后美观效果。瓷贴面以其卓越的仿真效果、与天然牙体组织相似的光学特性和高耐磨性，成为修复变色牙、缺损牙、畸形牙等问题的理想选择。

▶ 瓷贴面的适应证

1. 釉质发育不良、缺损

由于釉质发育不良、轻度龋损、外伤等原因导致的唇面、切端或牙尖釉质缺损，可以通过瓷贴面进行修复。这些缺损不仅影响美观，还可能影响牙齿的功能，瓷贴面能有效恢复牙齿的正常形态和功能。

2. 变色牙

瓷贴面特别适用于变色牙的修复，如四环素牙、氟斑牙、死髓牙等。这些牙齿由于内部色素沉积或牙体组织坏死，导致颜色异常，严重影响美观。瓷贴面可以遮盖这些不美观的颜色，恢复牙齿的自然色泽。

3. 畸形牙、过小牙

对于形态异常的牙齿，如畸形牙、过小牙等，瓷贴面能够恢复其正常外形，提升整体美观度。这些牙齿在发育过程中可能由于各种原因导致外形异常，瓷贴面作为一种微创修复方法，能够在保留大量天然牙体组织的同时，实现美观修复。

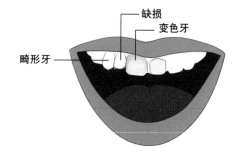
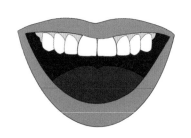

4. 轻度错位牙、牙间隙

瓷贴面还适用于轻度错位牙和牙间隙的修复。对于轻度的舌侧错位、扭转或间隙过大的牙齿，瓷贴面可以通过调整牙齿的外形和位置，改善牙齿的排列和美观度。同时，瓷贴面还可以用于治疗轻度中线偏移，但重度的中线偏移可能需要结合正畸治疗后再进行贴面修复。

5. 磨耗牙

对于下颌唇面严重磨损但无间隙的牙齿，瓷贴面通常不是首选的修复方法。然而，对于部分磨耗较轻的牙齿，瓷贴面可以恢复其原有的形态和高度，改善咀嚼功能。

▶ 什么样的患者适合做瓷贴面

1. 追求美观的患者

对于前牙区域存在颜色异常、形态异常或缺损的患者，瓷贴面是实现美观修复的理想选择。它能够有效遮盖不美观的颜色、恢复牙齿的正常形态，让患者拥有更加自信的笑容。

2. 轻中度牙齿问题患者

瓷贴面主要适用于轻中度的牙齿问题修复。对于牙齿问题较为严重的患者，如重度龋坏、严重缺损或错位等，可能需要采用其他修复方法或结合正畸治疗。

3. 希望保留天然牙体组织的患者

瓷贴面修复具有不磨牙或少磨牙的特点，能够保留大量的天然牙体组织。这对于希望尽可能保留牙齿完整性和功能性的患者来说，是一个重要的选择因素。

4. 口腔健康状况良好的患者

瓷贴面修复需要患者具备良好的口腔健康状况。如果患者存在严重的牙周病、牙龈退缩等问题，可能需要先进行治疗后再进行瓷贴面修复。

▶ 做瓷贴面需要注意的事项

1. 选择合适的医生和医疗机构

瓷贴面修复是一项技术含量较高的操作，需要专业的口腔医生进行操作。因此，在选择医生和医疗机构时，患者应该选择具备丰富经验和良好口碑的专业机构。

2. 术前准备

在进行瓷贴面修复前，患者需要进行全面的口腔检查，确保口腔健康状况良好。同时，医生还需要根据患者的具体情况制定个性化的修复方案。

3. 术后护理

瓷贴面修复后，患者需要注意口腔护理和饮食习惯。避免进食过硬的食物和颜色过深的食物，以减少对瓷贴面的损伤和色素沉着。同时，定期清洁牙齿和复查也是保持瓷贴面长期效果的关键。

4. 遵循医生建议

在进行瓷贴面修复过程中和修复后，患者需要严格遵循医生的建议和指导，如保持口腔卫生、避免咬硬物、定期复诊等，以确保瓷贴面的稳固和延长其使用寿命。

种植牙的奥秘与选择指南

种植牙不仅是一项技术革新，更是人类智慧与医学科技完美结合的典范。它让缺失的牙齿得以重生，恢复患者的咀嚼功能，重塑口腔的完整，提升患者的生活质量与自信心。然而，种植牙并非一劳永逸的解决方案，其长期健康需要患者细致的护理与维护。下面我们详细介绍种植牙的相关知识，包括优缺点、适应证、治疗过程和周期，以及护理与维护的注意事项等，旨在帮助患者全面了解并妥善维护自己的种植牙。

▶ 什么是种植牙

种植牙，又称人工植牙，是通过外科手术将人工牙根（种植体）植入颌骨内，并在其上方安装人工牙冠的一种修复方式。种植体通常由钛合金等生物相容性材料制成，能够与周围骨组织发生骨结合，从而稳固地支撑上方的牙冠。种植牙因其接近天然牙的功能和美观度，成为越来越多缺牙患者的首选。

▶ 种植牙的优缺点

1. 优点

功能恢复：种植牙能够恢复缺失牙齿的咀嚼功能，基本达到天然牙的水平。

稳定性好：种植体通过骨结合牢固地固定在颌骨内，不易松动或脱落。

美观度高：可以根据患者的口腔情况定制牙冠，达到以假乱真的效果。

保护邻牙：种植牙不需要磨损或依赖邻牙进行固定，避免了邻牙的损伤。

适用范围广：适用于多种牙齿缺失的情况，包括单颗、多颗及全口缺失。

2. 缺点

治疗周期长：种植牙的治疗过程通常需要 3～6 个月，有时甚至需要 1 年多，需要患者耐心等待。

费用较高：相比其他修复方式，种植牙的费用较高，且受材料、技术等因素的影响。

条件限制：患者需要具备良好的口腔环境和愈合能力，否则可能不适合进行种植牙手术。

▶ 种植牙的适应证

种植牙适用于多种牙齿缺失的情况，包括：

个别牙齿缺失，且失牙区种植床正常。

多数牙齿缺失，拟用固定义齿修复，为减轻缺牙间隙两端基牙的负担，可采用种植牙。

游离端缺失牙，失牙区牙槽嵴吸收严重，不能承担义齿基托的负荷。

全口牙缺失，可行全口覆盖式或全口固定式种植义齿修复。

颌骨缺损，可通过种植修复完成功能重建和形态恢复。

因生理或心理原因，不能习惯戴用有较大基托的可摘义齿，或因基托的刺激出现恶心呕吐反应者。

▶ 种植牙的禁忌证

种植牙作为一种常见的牙齿修复手术，其禁忌证主要涵盖全身健康状况和口腔局部条件两个方面。以下是对种植牙禁忌证的详细归纳：

1. 全身禁忌证

心血管疾病：严重的心血管系统疾病，如未控制的高血压（如收缩压高于 160 mmHg）、冠心病、心脏瓣膜植入物、脑卒中、脑血栓等，这些疾病可能使患者无法耐受手术。

内分泌代谢障碍：包括未受控制的糖尿病，特别是合并并发症的患者，其术后感染风险较高，可能影响种植体的成功率和伤口愈合。

血液系统疾病：如红细胞或白细胞性血液病、凝血机制障碍、血友病、白血病等，这些疾病可能导致术中或术后出血不止，增加手术风险。

免疫系统疾病：严重的系统性免疫性疾病，如免疫抑制治疗、放射治疗等，可能影响手术的愈合过程和种植体的成功率。

肝肾疾病：严重的肝肾功能不全患者，其代谢和排毒能力受限，可能影响术后恢复。

精神疾病：精神病患者可能因无法配合治疗或管理口腔卫生而增加手术失败的风险。

药物因素：长期服用特殊药物，如阿司匹林、氯吡格雷、华法林等，这些药物可能影响凝血或组织愈合能力，从而增加手术风险。

生活习惯：嗜好烟酒的患者，其口腔健康状况和术后恢复可能受到不利影响。

其他：妊娠期女性或准备怀孕的女性，应避免在此期间进行种植牙手术。

2. 口腔局部禁忌证

口腔炎症：口腔内有急慢性炎症，如牙龈、上颌窦炎症等，应在治愈后进行手术。

颌骨病变：缺牙区患有颌骨囊肿、骨髓炎及良恶性肿瘤者，这些病变可能影响种植体的稳定性和手术的成功率。

牙槽骨条件：因肿瘤或牙周病等原因导致失牙区牙槽骨萎缩较严重，即使通过骨增量手术依然无法满足种植要求者。

咬合问题：严重错颌患者，如夜磨牙症患者、不良咬合患者等，可能影响种植体的稳定性和使用效果。

口腔卫生：依从性较差，无法有效维护口腔卫生的患者，可能增加术后感染的风险。

▶ 即刻种植与普通种植

即刻种植与普通种植的主要区别在于种植时机的不同。即刻种植是在拔牙后立即进行植牙手术，这样可以减少牙槽骨的吸收和形态变化，缩短治疗周期，但需要较高的手术技术和患者条件。而普通种植则是在拔牙后等待一段时间，让牙槽骨愈合稳定后再进行植牙，这种方式更为常见，适应证更广泛，但治疗周期相对较长。总之，即刻种植适合特定条件的患者，追求更快速的治疗效果；而普通种植则适用于大多数患者，追求更稳定的治疗效果。

▶ 普通种植牙的治疗过程和周期

种植牙的治疗过程通常包括以下几个步骤：

检查与评估：通过 X 线片、口腔 CT 等检查，评估患者的口腔状况、骨量等，制定个性化的治疗方案。

一期手术：在局麻下切开牙龈，将种植体植入颌骨内。根据患者的具体情况，可能需要同时植骨以增加骨量。术后，种植体在密闭的环境中愈合 3～6 个月。

二期手术：若一期手术未安装愈合基台，则在愈合期结束后进行二期手术。在局麻下切开牙龈，暴露种植体，安装愈合基台。

取模与制作：愈合基台安装后，取模型送至技工室制作牙冠。制作完成后，将牙冠安装在种植体上。

整个治疗过程通常需要 3～6 个月的时间，期间需要多次复诊以监测种植体的愈合情况和调整治疗方案。

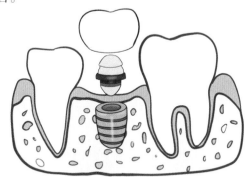

▶ 种植牙的护理与维护

1. 日常清洁

保持种植牙及其周围组织的清洁是维护其长期健康的关键。患者应使用软毛牙刷和温和的牙膏，每天刷牙 2 次，并使用牙线、间隙刷等工具清洁牙齿间的食物残渣和菌斑。此外，还可以使用冲牙器等辅助工具进行深度清洁。

2. 饮食习惯

患者应避免食用过硬、过韧的食物，以免对种植牙造成过大的咬合力而导致损伤。同时，应尽量减少甜食和碳酸饮料的摄入，以免引发龋病和牙周疾病。

3. 定期复诊

种植牙手术后，患者应遵医嘱定期到医院复诊。复诊时，医生会对种植牙进行检查，了解其使用情况并处理可能出现的问题。同时，患者也应主动告知医生自己的使用感受和任何不适症状。

4. 注意事项

戒烟戒酒：烟草和酒精对口腔健康和种植牙的成功都有不良影响，患者应尽量避免吸烟和饮酒。

遵医嘱用药：术后如有疼痛、肿胀等不适症状，应在医生指导下使用相关药物进行缓解。

别让牙龈"黑三角"
偷走您的笑容

牙龈"黑三角",这个名字听起来或许有些陌生,但它在口腔健康与美观中扮演着不容忽视的角色。它指的是在两颗牙齿之间,由于牙龈不能完全覆盖牙颈部与接触点之间的间隙,而形成的黑色三角形空洞。接下来将带您深入了解牙龈"黑三角",全方位解析这一口腔问题,帮助您守护灿烂笑容。

▶ 什么是牙龈"黑三角"

牙龈"黑三角",专业上称为开放性龈楔状隙,是指相邻牙齿之间的牙龈乳头无法完全覆盖龈楔状隙,从而在视觉上形成一个三角形的间隙。这个间隙由于牙龈的缺失,往往呈现出黑色或暗色,因此得名"黑三角"。

▶ 为什么会产生牙龈"黑三角"

牙龈"黑三角"的形成并非一蹴而就,而是多种因素长期作用的结果。以下是一些主要的成因。

1. 牙龈退缩

牙龈退缩是牙龈黑三角形成的首要原因。牙龈退缩可能由多种因素引起,包括年龄增长(增龄性变化)、牙周炎、牙列不齐、咬合不良、牙齿矫

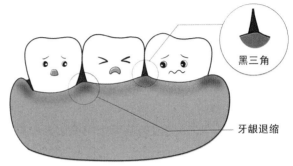

黑三角

牙龈退缩

正不当等。

2. 牙列不齐与咬合不良

牙齿排列不齐或咬合不良会导致清洁困难，牙菌斑和牙结石容易在牙缝间堆积，长期刺激牙龈引发炎症，最终导致牙龈退缩和黑三角的形成。

3. 牙齿矫正不当

在牙齿矫正过程中，如果牵拉力度过大或牙冠设计过宽，也可能导致牙龈乳头受压退缩，形成黑三角。

4. 口腔不良习惯

如横向刷牙、使用硬毛牙刷、用牙签等不当方式清洁牙齿，都可能对牙龈造成物理性损伤，导致牙龈退缩。

5. 其他因素

吸烟会导致口腔黏膜血管收缩，影响牙龈的血液供应，加速牙龈退缩；而女性更年期激素水平的变化则可能影响骨骼和牙龈的代谢，导致牙龈退缩。

▶ 牙龈"黑三角"的危害

牙龈"黑三角"不仅影响美观，更对口腔健康构成潜在威胁。其主要危害如下。

1. 牙根暴露与牙齿敏感

牙龈退缩后，牙根暴露在外，容易受到冷热酸甜等外界刺激，导致牙齿敏感。

2. 食物嵌塞与牙周疾病

黑三角形成的缝隙容易成为食物残渣和细菌的温床，导致食物嵌塞和牙周疾病的发生。长期的食物嵌塞还会引起牙龈出血、炎症和口臭等问题。

3. 牙齿龋坏

细菌在牙缝间滋生，容易侵蚀牙齿表面，导致龋病的发生。

4. 美观影响

牙龈黑三角的出现会破坏牙齿的整体美观度，影响个人形象和自信心。

▶ 如何治疗牙龈"黑三角"

牙龈"黑三角"一旦形成难以完全恢复，但通过及时的治疗和干预，可以有效改善其症状并防止病情进一步恶化。以下是一些常用的治疗方法。

1. 保持口腔卫生

加强口腔卫生是预防和治疗黑三角的基础。患者应养成良好的口腔卫生习惯，包括早晚刷牙、饭后漱口、使用牙线、冲牙器等辅助清洁工具。定期到口腔医院进行洁牙和口腔检查也是必不可少的。

2. 牙周治疗

对于由牙周炎引起的黑三角，首先应进行系统的牙周治疗。包括清除牙菌斑和牙结石、控制局部炎症、促进牙龈恢复健康等。牙周治疗通常需要多次就诊，并在医生的指导下进行。

3. 手术治疗

对于严重的牙龈退缩和黑三角问题，可能需要进行手术治疗。如根面平整术、牙龈移植术等。这些手术旨在恢复牙龈的生理形态和功能，减少黑三角的可见度。

4. 修复治疗

对于已经形成明显黑三角的患者，可以考虑采用修复治疗来掩饰其缺陷。如贴面修复、嵌体修复等。这些修复方法可以在一定程度上改善牙齿的美观度，但并不能从根本上解决牙龈退缩的问题。

▶ 如何预防牙龈"黑三角"

1. 保持全面的口腔护理

正确刷牙：使用软毛牙刷，避免用力过猛，以防伤害牙龈。刷牙时采取巴氏刷牙法，即水平颤动法，确保每个牙齿表面和牙缝都得到充分清洁。坚持每天至少刷牙2次，每次不少于2分钟。

使用辅助清洁工具：齿间刷、冲牙器、牙线等辅助工具能有效清除牙缝间的食物残渣和牙菌斑，进一步减少牙龈黑三角的风险。

定期洗牙：洗牙可以有效清除牙结石和软垢，一般建议每半年至 1 年进行 1 次。

2. 维护良好的咬合关系

正畸治疗：如果存在牙列不齐或咬合不良的情况，应及时就医进行正畸治疗，调整牙齿排列和咬合关系，减少因咬合不当导致的牙龈退缩和黑三角形成。

注意咬合力度：避免长期用一侧牙齿咀嚼，均衡使用两侧牙齿，以减轻单侧牙齿和牙龈的负担。

3. 关注牙齿健康状态

及时治疗牙周病：牙周病是导致牙龈退缩和黑三角的重要原因之一。一旦发现牙龈出血、红肿、口臭等症状，应及时就医检查和治疗。

定期口腔检查：定期进行口腔检查，以便及时发现并处理口腔问题，如龋病、牙周病等。

4. 注意饮食和生活习惯

均衡饮食：多吃富含维生素 C 和维生素 E 的食物，有助于保持牙龈健康。避免过多摄入高糖、高酸的食物，以免对牙齿和牙龈造成损害。

戒烟限酒：吸烟和过量饮酒都会增加患牙周病的风险，进而可能导致牙龈退缩和黑三角的形成。

保持良好的作息：充足的睡眠和规律的作息有助于增强身体免疫力，对维护口腔健康也有积极作用。

预防牙龈"黑三角"，需要我们从日常口腔保健做起，而对于已经出现牙龈"黑三角"的朋友，不要过分焦虑，及时寻求专业牙医的帮助是关键。通过牙周治疗、正畸调整、牙周手术等方法，结合个人情况制定个性化的治疗方案，可以有效改善牙龈黑三角的外观，并防止其进一步恶化。

牙齿正畸个性化设计方案

正畸治疗，又称牙齿矫正，是口腔科的一项重要治疗手段，旨在改善牙齿排列不齐、咬合关系异常等问题。随着人们对口腔健康和面部美观的重视程度日益提高，正畸治疗逐渐成为很多人改善形象、提升自信的选择。然而，每个人的牙齿状况、面部结构以及个人需求都是不同的，下面将详细介绍正畸治疗的适应证、分类、不同年龄阶段的治疗周期、个性化设计以及后期维护，帮助大家找到最适合自己的方案。

▶ 正畸治疗的适应证

1. 个别牙齿的错位

如单独的某一颗牙齿轻度扭转或生长在嘴唇外侧的虎牙，这些都会影响面部美观和咬合功能。

2. 牙列与牙齿的排列问题

包括牙弓狭窄、重度牙列拥挤、牙列稀疏及缝隙等，这些问题不仅影响美观，还可能影响口腔健康。

3. 牙齿、牙弓、颜面部的异常

如地包天、下颌后缩、开𬌗（前牙无法咬住）及深覆𬌗（咬合过深）等，这些错𬌗畸形都需要通过正畸治疗进行干预和矫正。

▶ 正畸治疗的分类

1. 预防性矫治

主要在儿童生长发育过程中（通常是 3～12 岁）进行，通过采取相应措施，预防错殆畸形的发生。这个时期儿童的颌面部发育较为活跃，易受各种因素影响，因此预防性矫治尤为重要。

2. 阻断性矫治

如果儿童在生长发育过程中发现有错殆畸形的倾向，应及时进行干预治疗，防止畸形加重。阻断性矫治可以在一定程度上减少后期矫正的难度和时间。

3. 一般性矫治

通常指在恒牙全部萌出后进行的矫正治疗。如果错殆畸形未被及时矫正，可能会对口颌系统造成严重影响，因此需要尽早进行一般性矫治。

▶ 正畸治疗不同年龄阶段的治疗周期

正畸治疗的时间因个体差异而异，主要受错殆畸形的程度、治疗方法及患者的配合程度等因素影响。

青少年：青少年由于骨骼和牙齿尚未发育完全，新陈代谢旺盛，牙齿移动速度相对较快，因此正畸治疗周期相对较短。不拔牙矫治的周期约为 1 年半，拔牙矫治的周期约为两年半。

成年人：成年人由于骨骼已经定型，新陈代谢相对缓慢，牙齿移动速度比青少年慢，因此治疗周期相对较长。不拔牙矫治的周期约为 2 年，拔牙矫治的周期约为 3 年。但具体治疗时间还需根据患者实际情况和治疗方案而定。

▶ 正畸治疗的个性化设计

随着牙科技术和数字成像工具的发展，个性化牙齿矫正方案逐渐成为主流。这种方案结合患者的具体情况，制定出独一无二的矫正计划，以达到最佳矫正效果。

1. 详细检查与评估

首先，牙医会对患者进行详细的口腔检查和面部分析，了解患者的牙齿排列、咬合关系、面部轮廓等因素。同时，还会通过 X 线片、牙齿模型等手段获取更全面的信息。

2. 数字成像技术

利用先进的数字成像技术，如三维扫描等，生成患者牙齿的 3D 模型。这样，牙医就可以根据模型精确设计矫治器和矫正方案，确保矫正效果的最佳化。

3. 定制化路径

个性化矫正方案不仅考虑到牙齿的排列问题，还会综合考虑患者的面型、笑容线等因素。通过定制化路径的设计，牙医可以打造出独具特色的美丽笑容。

4. 灵活调整

在矫正过程中，牙医会根据患者的进展情况和反馈，灵活调整矫治器和方案。这样不仅可以确保矫正效果的最佳化，还可以提高患者的舒适度和满意度。

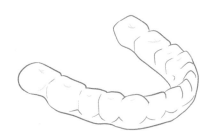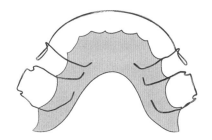

▶ 后期维护的重要性

正畸治疗结束后，后期维护同样重要。良好的后期维护可以确保矫正效果的稳定，避免牙齿回移等问题。

1. 佩戴保持器

在矫正完成后的一段时间内，患者需要佩戴保持器以稳定牙齿位置。保持器的佩戴时间因个体差异而异，但一般需要佩戴一段时间以确保牙齿不会回移。

2. 定期复查

患者需要定期前往医院复查，以便医生及时了解牙齿状况并调整保持器。复查时间一般根据医生的建议而定，但通常需要每月或每几个月进行一次。

3. 口腔卫生

正畸治疗期间及后期维护阶段，患者都需要保持口腔卫生。定期刷牙、漱口、使用牙线等可以有效预防龋病、牙周病等口腔疾病的发生。

4. 避免不良习惯

如咬硬物、咬指甲等不良习惯可能会对牙齿造成损害或影响矫正效果。因此，在正畸治疗期间及后期维护阶段，患者需要避免这些不良习惯。

正畸治疗是一项复杂而精细的口腔治疗手段，它不仅要求专业的医疗技术和精细的操作，还需要患者、家长以及整个医疗团队的密切配合与共同努力。

对于患者而言，正畸治疗意味着长时间的耐心与坚持。从初诊、制定方案、佩戴矫治器到定期复查，每一个环节都需要患者的积极配合与主动参与。患者需要充分了解治疗的过程、预期效果以及可能遇到的不适和困难，做好心理准备并保持积极乐观的态度。同时，患者还需按照医生的指导进行日常的口腔清洁和矫治器的维护，确保治疗效果的顺利达成。

家长在正畸治疗过程中也扮演着重要的角色。特别是对于年龄较小的患者，他们可能无法理解治疗的必要性和重要性，需要家长进行耐心的解释和引导。家长还需协助孩子完成日常的口腔清洁和矫治器的佩戴与调整，确保治疗过程的顺利进行。此外，家长还需关注孩子的心理变化，给予他们足够的关爱和支持，帮助他们建立自信并勇敢面对治疗过程中的各种挑战。

医疗团队则是正畸治疗成功的关键。正畸医生需要具备专业的知识和技能，能够根据患者的具体情况制定个性化的治疗方案，并在治疗过程中进行精细的操作和调整。同时，医疗团队中的护士、技师等人员也需各司其职，共同为患者提供全面、细致的服务。他们之间的默契配合和紧密协作是确保治疗效果的重要保障。

成人牙齿矫正：不仅仅是
青少年的选择

当我们谈及牙齿矫正，许多人会自然而然地联想到青少年时期的牙套生活。然而，成人矫正这一领域已日益成为广大成年人追求理想笑容与口腔健康的热门之选。通过先进的科技评估、个性化的矫正方案设计，以及医患间紧密的沟通与合作，成人牙齿矫正同样能够有效地重塑牙齿排列的和谐美，优化咬合功能，甚至微妙地调整面部轮廓，为成年朋友们带来前所未有的形象与自信心的提升。

▶ 什么是成人矫正

成人牙齿矫正，顾名思义，是指针对年龄超过青少年阶段的成年人进行的牙齿排列调整治疗。这一过程通过佩戴定制的矫治器（如透明牙套、传统金属牙套、舌侧隐形牙套等），结合医生的精准操作和患者的耐心配合，逐步将错位的牙齿移动到理想的位置，从而改善牙齿的排列、咬合关系以及面部轮廓。与青少年矫正相比，成人矫正需要考虑更多的因素，如牙齿磨损、牙周健康状况、面部骨骼成熟等，尤其是成人后，牙齿和颌骨已基本发育完成，骨骼的可塑性较低，牙齿移动相对较慢，因此矫正的难度和所需时间均会增加。

▶ 成人矫正的时机

成年人在选择牙齿矫正时，并没有所谓的"最佳时机"，而应更加注重个人实际情况的评估与专业建议的遵循。

与青少年群体相较，成年人在寻求牙齿矫正时，并未设定一个普遍适用的"黄金时期"。这一判断主要依据于个体间显著的差异性，包括但不限于个人的口腔解剖结构、生理发育状态、口腔健康状况的复杂性、个人的美观与功能需求、经济承受能力以及生活习惯等多个维度。从科学角度深入剖析，牙齿矫正的适宜时机是一个综合评估的结果，它要求牙医不仅考虑牙齿排列的当前状态，还需评估潜在的发展变化，以及患者个人的生理和心理状况。

虽然成年人的骨骼系统相对青少年而言，其生长和重塑能力有所减弱，但现代牙科技术，特别是正畸技术的飞速发展，已经极大地拓宽了牙齿矫正的适用范围和效果。通过精确的测量分析、定制化的治疗方案以及先进的矫正器材（如数字化正畸技术等），成年人同样可以实现牙齿的美观排列和功能的优化，进而提升生活质量。

因此，当成年人对自身牙齿排列不满意，且已经影响到面部美观、咀嚼功能、发音清晰度甚至心理健康（如自信心受挫）时，应当视为寻求正畸治疗的恰当时机。然而，这一决策要建立在严谨的专业评估基础之上。患者需首先接受全面而细致的口腔健康检查，包括牙齿形态、牙周状况、咬合关系等多个方面的评估，以确保矫正治疗的可行性和安全性。同时，医生还需充分了解患者的个人需求、预期效果以及可能的风险因素，从而制定出最适合患者的个性化治疗方案。

▶ 成人矫正的周期

成人牙齿矫正的周期是一个复杂而多变的过程，它受到患者年龄、牙齿问题复杂程度、矫治器类型以及患者配合程度等多重因素的共同影响。因此，在决定进行牙齿矫正前，患者应充分了解相关知识，做好长期治疗的心理准备，并在治疗过程中严格遵循医生的指导，以确保治疗的安全性和有效性。

成人牙齿矫正的周期，是一个多维度影响因素共同作用的复杂过程，其时长因人而异，普遍而言，相较于青少年，成年人的矫正周期更为漫长，这背后蕴含着深厚的生物学与医学原理。一般而言，该周期可跨越 1.5～3 年的广泛区间，具体时长由以下几个关键因素科学且严谨地共同决定：

首先，患者的年龄是一个不可忽视的基础因素。随着年龄的增长，人体的生理功能，包括牙齿和牙槽骨的代谢活动，均会放缓。这意味着在牙齿矫正过程中，成年人牙齿的移动能力相对于青少年会有所减弱，因此所需的矫正时间自然也会相应延长。

其次，牙齿问题的复杂程度是决定矫正周期长短的核心因素之一。简单的牙齿排列不齐可能通过较短时间的矫正即可达到理想效果，而涉及牙齿咬合关系紊乱、骨性畸形等复杂问题的情况，则可能需要更为精细的治疗方案和更长的治疗时间来逐步调整。

再者，矫治器的类型也是影响矫正周期的重要因素。随着科技的进步，矫治器的种类日益丰富，从传统的固定金属托槽矫治器到现代的各类隐形矫治器，不同类型的矫治器在力学传递、舒适度及美观性等方面存在差异，从而可能影响治疗效率。

最后，患者的配合程度对矫正周期的影响同样不容忽视。在治疗过程中，患者的积极配合，如按时佩戴矫治器、注意口腔卫生、定期复诊等，都是确保治疗顺利进行、缩短矫正周期的关键因素。反之，若患者缺乏必要的配合，如经常摘戴矫治器、忽视口腔卫生等，则可能导致治疗进度受阻，延长矫正周期。

▶ 什么样口腔问题的成人需要矫正

牙齿排列不齐：如拥挤、错位、间隙过大等，影响美观和口腔功能。

咬合关系不良：如前牙反颌（地包天）、深覆颌、开颌等，可能导致咀嚼效率降低、颞下颌关节紊乱等问题。

面部轮廓不佳：牙齿排列问题可能间接影响面部外观，如侧貌凸出或凹陷。

牙周健康需求：为了改善口腔卫生状况，预防牙周疾病，一些成人也会选择进行矫正治疗。

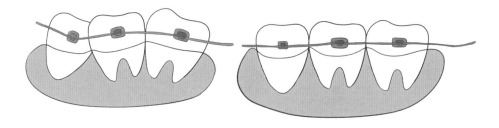

► 成人在矫正过程中需要注意些什么

保持口腔卫生：佩戴矫治器期间，口腔清洁难度增加，需更加细致地刷牙、使用牙线和冲牙器，以预防龋病和牙周病。

定期复查：严格按照医生要求的时间进行复查，以便及时调整矫治计划，确保治疗效果。

合理饮食：避免过硬、过黏的食物，以免损坏矫治器或影响治疗效果。同时，均衡饮食，保证营养摄入。

心理准备：成人矫正周期相对较长，需保持积极的心态，耐心配合治疗过程。

沟通交流：在治疗过程中，如遇到不适或疑问，应及时与医生沟通，共同解决问题。

老年人如何选择合适的假牙

众多老年人普遍面临牙列缺损或完全缺失的困扰。这一现象不仅显著削弱了他们的咀嚼效能，还可能影响其发音清晰度、面部轮廓的美观度，乃至整体健康状况。下面为大家提供全面而精准的信息，助力老年人做出既合理又明智的决策。

▶ 老年人牙列缺损和缺失的常见原因

在探讨如何选择假牙之前，首先需要了解导致老年人牙列缺损和缺失的常见原因：

1. 牙周病：牙周病是老年人牙列缺损和缺失的主要原因之一。牙周病会导致牙槽骨吸收，使牙齿松动、移位甚至脱落。

2. 龋病：俗称"虫牙"，若不及时治疗，龋病会不断破坏牙齿硬组织，最终导致牙齿无法修复而拔除。

3. 外伤：无论是前牙还是后牙，都有可能因外伤而脱落或折断，导致牙列缺损。

4. 其他疾病：如骨髓炎、肿瘤等也可能累及牙齿，需要拔除以满足治疗需要。

▶ 常见的牙齿修复方式

针对老年人牙列缺损和缺失，常见的修复方式主要包括活动义齿、固定义齿和种植义齿。每种方式都有其独特的优缺点，适合不同的患者情况。

1. 活动义齿（可摘局部义齿）

优点：适用范围广，无论是单个牙齿缺失还是多个牙齿缺失，甚至全口牙齿缺失均可适用。制作简单，价格相对较低。患者可自行摘戴，便于清洁和维护口腔卫生。

缺点：体积较大，初戴时可能有异物感，需要一段时间适应。部件多，容易积存食物残渣和软垢，需要每天反复摘戴和清洁。

2. 固定义齿（固定桥）

优点：无需每天摘戴，使用方便。仿真效果好，颜色逼真，美观舒适。咀嚼感近似于天然牙，功能恢复较好。

缺点：需要磨损缺牙两边的健康牙作为基牙，导致健康牙体组织损伤。适用范围受限，主要适用于缺失牙数目不多且邻牙牙周健康的情况。

3. 种植义齿

优点：结构与感觉类似于天然牙，无需摘戴，使用方便。咀嚼功能强，能够恢复80%～90%的咀嚼效率。不伤及邻牙，对口腔健康影响小。

缺点：治疗周期长，需要进行手术。费用相对较高。能否进行种植修复需考虑种植部位骨质量、修复空间、余留牙健康状况和全身健康状况等因素。

▶ 假牙使用与维护的注意事项

在假牙的使用与维护中，有几个关键的注意事项需要牢记，以确保假牙的寿命、口腔的健康以及用户的舒适度。以下是一些详细的注意事项。

1. 假牙使用注意事项

（1）正确佩戴：对于活动假牙，应正确就位后再咬合，避免用牙咬合就位，以防损坏假牙。佩戴时，要注意假牙是否与天然牙及牙床贴合，如有不适或松动，应及时调整。

（2）饮食调整：尽量避免食用过硬、过黏或过烫的食物，如坚果、黏米饭、热茶等，以免对假牙造成损伤或影响使用寿命。尽可能使用双侧咀嚼，避免偏侧咀嚼，以平衡假牙的压力。

（3）口腔卫生：保持良好的口腔卫生习惯，每天早晚刷牙，饭后及时漱口，防止食物残渣残留。定期使用牙线清洁牙缝，预防牙菌斑和牙结石的形成。

2. 假牙维护注意事项

（1）定期清洗：活动假牙应在饭后和睡前取下，用软毛牙刷或专门的假牙清洁刷轻轻刷洗，避免使用牙膏中的磨砂颗粒，以免划伤假牙表面。使用清水（温凉水）冲洗假牙，避免使用热水以防假牙变形。

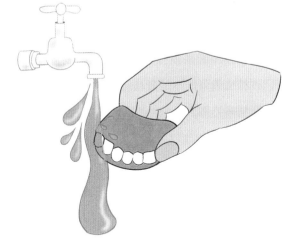

刷洗后，可以将假牙浸泡在凉水或专用的假牙清洁片溶液中，有助于去除牙菌斑和牙结石。

（2）妥善保管：不戴假牙时，应将假牙放在干净、防尘的假牙盒中，避免受到外界污染和损坏。切勿将假牙暴露在干燥环境中，以免开裂、变形。

（3）定期复查：定期到牙医处进行假牙检查和调整，以确保假牙与天然牙之间的密合度和舒适度。如果发现假牙有损坏、松动或磨损等问题，应及时修复或更换。

（4）避免咬硬物：即使是质量优良的假牙，也不应咬过硬的食物，以免损坏假牙结构或影响使用寿命。

（5）注意假牙材质：不同材质的假牙有不同的保养要求，应根据牙医的建议进行维护。

（6）保持口腔湿润：佩戴假牙时，要保持口腔湿润，避免口腔干燥导致假牙松动或不适。

▶ 如何选择最适合的假牙类型

在选择假牙类型时，老年人应综合考虑以下因素。

1. 缺失牙的数量和部位

缺失牙的数量和部位是决定修复方式的重要因素。单个牙齿缺失或少量牙齿缺失时，固定义齿和活动义齿均可考虑；而多个牙齿缺失或全口牙齿缺失时，则更适合选择活动义齿或种植义齿。

2. 牙槽嵴组织缺损程度

牙槽嵴组织缺损程度会影响假牙的固位和稳定。对于牙槽嵴组织缺损严重的患者，种植义齿可能不是最佳选择；而活动义齿则可以通过调整基托和固位体来适应不同的牙槽嵴形态。

3. 余留牙健康状况

余留牙的健康状况也是选择假牙类型的重要考虑因素。若余留牙健康状况良好且牙周组织健康，则可选择固定义齿或种植义齿；若余留牙健康状况不佳或存在牙周病等问题，则更适合选择活动义齿。

4. 全身健康状况

全身健康状况也是选择假牙类型时需要考虑的因素之一。对于患有严重全身性疾病的老年人来说，手术风险较大且恢复较慢，因此可能不适合选择种植义齿；而活动义齿则无需手术且适用范围广，更适合这类患者。

5. 经济条件

经济条件也是影响假牙选择的重要因素之一。种植义齿虽然功能恢复好且美观舒适，但费用相对较高；而活动义齿则价格相对较低且适用范围广，更适合经济条件有限的患者。

第六章

日常护牙宝典

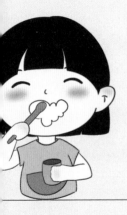

儿童牙刷选择：为孩子的牙齿健康把关

儿童时期的牙齿健康不仅关乎孩子的日常饮食和营养吸收，更对未来的口腔和全身健康产生深远的影响。因此，为孩子选择合适的牙刷，是每位家长不可忽视的重要任务。接下来将详细介绍儿童牙列的特点、儿童牙刷的选择技巧及理由，以及儿童刷牙的注意事项，帮助家长们更好地为孩子的牙齿健康把关。

▶ 儿童牙列的特点

1. 牙列尺寸较小

儿童正处于生长发育阶段，牙列和口腔相较于成人而言尺寸较小。这种特点使得小头牙刷成为儿童口腔清洁的理想选择，因为小头牙刷能够更灵活地深入儿童口腔的各个角落，确保牙齿表面及难以触及的区域得到全面清洁。

2. 牙釉质较为薄弱

儿童的牙釉质层相较于成人更为薄弱，这意味着其抵抗外界侵蚀和损伤的能力较弱。因此，在儿童的口腔护理过程中，应选用温和无刺激的牙膏和牙刷，避免过度用力刷牙，以保护其脆弱的牙釉质不受损伤。

3. 牙齿排列紧密

儿童时期的牙齿排列往往较为紧密，这增加了食物残渣和细菌在牙齿间滞留的风险。为了有效预防龋病和牙周疾病的发生，家长应指导儿童采用正确的刷牙方法，如巴氏刷牙法，并日常使用牙线，确保每个牙齿表面及牙缝都得到充分的清洁。

4. 乳牙与恒牙交替期

在儿童生长发育的过程中，乳牙会逐渐被恒牙所替换。这一过渡时期对于儿童的口腔健康至关重要。家长应密切关注儿童乳牙的脱落和恒牙的生长情况，及时引导儿童养成良好的口腔卫生习惯，如定期刷牙、使用牙线等，以确保乳牙和恒牙在交替过程中保持健康状态。同时，对于可能出现的乳牙滞留或恒牙错位等问题，应及时就医寻求专业治疗。

▶ 儿童牙刷的选择技巧

1. 刷头尺寸合适

儿童口腔相对较小，因此选择合适的刷头尺寸至关重要。刷头宽度应能覆盖孩子2～3颗牙齿，高度与牙齿差不多高，这样既能保证清洁效果，又能避免刷头过大而难以清洁到口腔的各个角落。

2. 刷毛柔软度适中

儿童的牙釉质和牙龈都比较娇嫩，因此应选择刷毛柔软、密集的牙刷。刷毛过硬容易损伤孩子的牙齿和牙龈；而刷毛过软则可能影响清洁效果。家长可以在手背上试用一下牙刷，如果没有刺痛感且稍加压力可以清洁干净食物残渣，那么说明软硬合适。

3. 牙刷手柄设计

儿童手部力量较弱，因此牙刷手柄的设计应便于孩子抓握和使用。轻盈易握的手柄可以让孩子更好地控制牙刷，提高刷牙的准确性和舒适度。

4. 特殊设计考量

针对不同年龄段的孩子，市面上有许多特殊设计的牙刷可供选择。比如，幼儿阶段可以使用指尖牙刷或硅胶牙刷，这些牙刷刷头小巧、柔软，便于家长帮助孩子清洁口腔；稍大一些的孩子则可以选择带有吸管形状牙刷柄的普通牙刷，方便孩子自己使用。

5. 牙刷材质与安全性

牙刷材质应选择安全、环保的材料，如食品级硅胶等。此外，牙刷上若有饰件，必须符合国家玩具安全技术规范，以确保孩子的安全。

6. 牙刷类型选择

在牙刷类型方面，家长可以根据孩子的实际情况进行选择。手动牙刷需要孩子自主控制力度和刷牙时间，对于年龄较小或手部肌肉不灵活的孩子来说可能有些困难；而电动牙刷则可以通过高震频或旋转式刷头来提供更强的清洁力，同时降低孩子误伤牙齿的风险。但需要注意的是，无论选择哪种类型的牙刷，都需要确保孩子能够正确使用并养成良好的刷牙习惯。

▶ 儿童刷牙的注意事项

1. 选择合适的牙刷

选择适合儿童年龄段的牙刷，刷毛应柔软、密集，头部小巧，便于儿童操作和掌握。刷毛最好选用柔软且质量上乘的材质，以减少对牙龈的刺激和伤害。刷头尺寸要合适，刷头宽度应能覆盖孩子 2～3 颗牙齿，高度与牙齿差不多高，同时带有握柄的牙刷更容易被儿童握持，增加刷牙的稳定性和舒适性。

2. 选择适当的牙膏

对于儿童来说，使用含氟牙膏可以有效预防龋病。但需注意，1 岁以下的婴儿不应使用含氟牙膏，以免误吞。儿童使用牙膏时，家长应控制用量，一般为豆粒大小即可，避免儿童吞咽过多牙膏。关注牙膏的成分表，确保牙膏中的成分对儿童安全无害，避免含有过多的化学物质或添加剂。

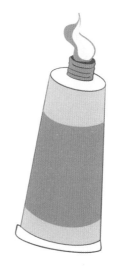
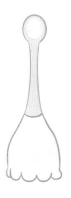

3. 掌握正确的刷牙方法

家长应指导儿童采取正确的刷牙姿势，如将牙刷斜 45° 放在牙齿和牙龈交界处，轻轻刷动。每次刷牙应持续 2～3 分钟，确保每个牙齿表面都能得到充分的清洁。除了牙齿外侧和内侧，还要特别注意清洁咬合面、舌头和口腔内侧等部位。

4. 刷牙频率与时机

建议儿童每天早晚各刷一次牙，以保持口腔的清洁和卫生。除了早晚刷牙外，饭后漱口也是一个很好的习惯，可以帮助清除食物残渣和细菌。

5. 定期更换牙刷

旧牙刷的清洁效果会大打折扣，且可能滋生细菌，对口腔健康造成威胁。因此，建议每隔3个月更换一次牙刷，或者在牙刷毛发变形、变色时及时更换。

6. 家长监督与指导

在儿童学习刷牙的过程中，家长应给予充分的监督和指导，确保他们掌握正确的刷牙方法。对于儿童的努力和进步，家长应给予及时的鼓励和表扬，以激发他们的积极性和自信心。

7. 定期口腔检查

家长应每半年带儿童进行口腔检查，以便及时发现和处理口腔问题。通过口腔检查，医生可以给出专业的建议和治疗方案，帮助儿童预防口腔疾病的发生和发展。

为孩子选对牙刷、教会他们科学的刷牙方式，不仅仅是家长的一项责任，更是关乎孩子终身健康的重要使命。在这个过程中，家长不仅要关注牙刷的材质、刷毛的软硬度、刷头的形状等细节，更要结合孩子的年龄、口腔发育阶段以及个人喜好，做出最适合的选择。

电动牙刷与传统牙刷：
哪个更适合您

在日常的口腔护理中，牙刷是不可或缺的工具。随着科技的进步，电动牙刷逐渐走进千家万户，与传统牙刷形成了并存的市场格局。对于初次接触这2种牙刷的读者来说，究竟应该如何选择？下面我们通过介绍电动牙刷与传统牙刷的区别、各自的功效、优缺点，和您一起探讨如何选择适合自己的牙刷。

▶ 传统牙刷与电动牙刷的基本区别

1. 传统牙刷

传统牙刷，顾名思义，需要用户手动进行刷牙操作，通过手腕的旋转和上下移动来清洁牙齿。

传统牙刷的优点包括：价格普遍较低，易于购买和更换，适合预算有限的消费者。不需要电池或充电设备，操作简单，随时随地可以使用。适合各年龄段人群使用，特别是对于儿童和老年人来说，更容易掌握。

电动和手动的清洁效率没有显著差异。清洁效果很大程度上取决于用户的操作技巧和力度掌握情况。如果刷牙方法不正确或力度过大，可能会对牙齿和牙龈造成损伤。

2. 电动牙刷

电动牙刷，内置电机，通过电机的快速旋转或振动来驱动刷头，从而实现牙齿的清洁。

电动牙刷能够更深入地清洁牙齿表面的菌斑和食物残渣，特别是对于难以触及的牙缝和牙龈线区域。此外，电动牙刷的使用感受通常更为轻松和舒适，因为它能够自动完成大部分刷牙动作，减轻了手腕的负担。同时，电动牙刷通常配备有多种刷牙模式，用户可以根据自己的需求选择合适的模式进行刷牙，增加了刷牙的趣味性和互动性，让刷牙成为一种享受。

但相比传统牙刷，电动牙刷的价格普遍较高，可能不适合预算有限的消费者。且电动牙刷需要电池或充电设备来供电，可能会带来一些不便。对于初次使用电动牙刷者，可能需要一段时间来适应其振动或旋转的感觉。

▶ 如何选择适合自己的牙刷

1. 考虑个人需求和预算

在选择牙刷时，首先要考虑自己的需求和预算。如果预算有限且对清洁效果要求不高，可以选择传统牙刷。如果追求更高的舒适度，且预算允许，可以考虑电动牙刷。

2. 关注牙刷的材质和设计

无论是传统牙刷还是电动牙刷，其材质和设计都非常重要。刷头应选用柔软且富有弹性的材质，以减少对牙齿和牙龈的损伤；刷毛应密集且排列整齐，以便更好地清洁牙齿表面和牙缝。此外，牙刷的握柄设计也应符合人体工程学原理，以便用户更舒适地握持和操作。

3. 了解牙刷的附加功能

一些电动牙刷具备多种附加功能，如定时功能、智能感应功能、压力感应功能等。这些功能能够帮助用户更好地掌握刷牙时间和力度，从而养成良好的刷牙习惯。在选择电动牙刷时，可以根据自己的需求选择具备

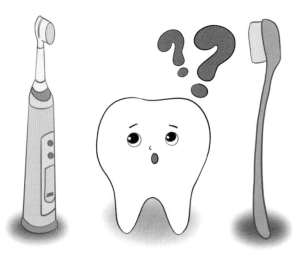

相应功能的牙刷。

4. 参考他人评价和专业建议

在选择牙刷时，还可以参考他人的评价和专业建议。通过阅读用户评论和专业评测文章，可以了解不同品牌和型号的牙刷在清洁效果、使用感受、耐用性等方面的表现情况。同时，也可以咨询牙医或口腔保健专家的意见，以便选择更适合自己的牙刷。

无论是电动牙刷还是传统牙刷，关键在于坚持正确的刷牙方法和足够的刷牙时间。总的来说，没有绝对的"哪个更好"，只有"哪个更适合你"。

牙膏选择：成分、作用与性价比

牙膏作为口腔清洁的必需品，不仅帮助我们维持口腔卫生，还承担着保护牙齿、预防口腔疾病的重任。然而，面对市场上琳琅满目的牙膏产品，如何选择一款适合自己的牙膏却成为一个令人困惑的问题。下面我们将从牙膏的主要成分、口腔护理中的作用以及如何正确选择三方面进行详细介绍，并解答常见疑问——牙膏是否越贵越好。希望通过我们的分析，读者能够对牙膏有一个更全面、更理性的认识。

▶ 牙膏的主要成分

牙膏的配方复杂多样，但基本上可以归纳为以下几大类主要成分：

1. 摩擦剂

摩擦剂是牙膏中最主要的成分之一，其作用是通过物理摩擦去除牙齿表面的牙菌斑和食物残渣。常见的摩擦剂包括天然碳酸钙、磷酸氢钙、氢氧化铝、二氧化硅等。这些成分具有一定的硬度和摩擦值，能够在刷牙时有效

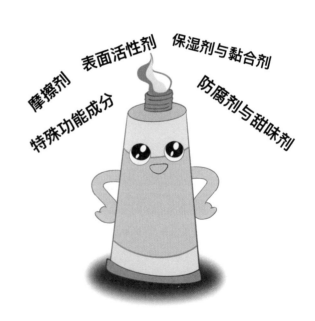

清洁牙齿表面而不损伤牙釉质。

2. 表面活性剂

表面活性剂在牙膏中起到发泡和乳化的作用，使牙膏更容易在口腔中分散，增强清洁效果。常见的表面活性剂有月桂醇硫酸酯钠和月桂酰肌氨酸钠等。它们不仅有助于去除牙齿表面的污垢，还能使口腔感觉更加清新。

3. 保湿剂与黏合剂

保湿剂如甘油、山梨醇等可以保持牙膏的湿度和稳定性，而黏合剂如卡拉胶、黄原胶等则负责将牙膏中的各种成分紧密结合在一起，形成稳定的膏体。

4. 防腐剂与甜味剂

为了防止牙膏在储存过程中变质，通常需要添加适量的防腐剂。同时，为了改善牙膏的口感，很多产品还会添加甜味剂如木糖醇、糖精钠等。

5. 特殊功效成分

除了上述基本成分外，很多牙膏还会根据特定的功能需求添加特殊成分。例如，含氟牙膏中会添加氟化物以增强牙齿的抗龋能力；抗过敏牙膏中则可能含有硝酸钾等成分来缓解牙齿敏感；而中草药牙膏则会添加金银花、绿茶等提取物来发挥消炎、止血等功效。

▶ 牙膏在口腔护理中的作用

牙膏在口腔护理中扮演着至关重要的角色，其作用主要体现在以下几个方面：

1. 清洁作用

牙膏通过摩擦剂和表面活性剂的共同作用，有效去除牙齿表面的食物残渣、牙菌斑和牙垢。这些污垢如果长期积累在牙齿上，不仅会影响口腔美观，还会刺激牙龈引发炎症，甚至导致龋病等口腔疾病的发生。

2. 抑菌作用

牙膏中通常含有多种抑菌成分，如氯己定等。这些成分能够有效抑制口腔中致病细菌的生长，减少牙菌斑的形成，从而维护口腔菌群平衡，预防口腔疾病的发生。

3. 抗腐蚀作用

含氟牙膏是市场上常见的类型之一。氟化物能够增强牙齿的抗酸性和耐腐蚀性，有效预防龋病的发生。氟化物与牙齿表面的矿物质结合后，可以形成一层保护屏障，抵御酸性物质的侵蚀，使牙齿更加坚固。

4. 其他特殊功效

根据添加的特殊成分不同，牙膏还可能具有抗过敏、消炎、止血、美白等多种功效。这些特殊功效成分能够针对不同人群的口腔需求提供个性化的护理方案。

▶ 牙膏是否越贵越好

牙膏并不是越贵就越好，其价格与多个因素相关，包括品牌、广告投入、成分和包装等。因此，在选择牙膏时，应该关注它的成分和功能是否适合自己的口腔状况，而不是单纯看价格。

首先，牙膏的主要作用是清洁牙齿、保护口腔健康。无论价格高低，大多数牙膏都能满足这一基本需求。然而，一些高端牙膏可能会添加额外的成分，如抗敏感剂、美白成分或口气清新剂等，以满足特定的口腔护理需求。

其次，不同人的口腔状况和需求是不同的。例如，有些人可能需要抗敏感的牙膏来缓解牙齿敏感，而另一些人则可能更关注牙齿的美白效果。因此，在选择牙膏时，我们应该根据自己的口腔状况和需求来选择合适的牙膏。

最后，注意牙膏的使用方法和频率。无论牙膏的价格如何，只有正确使用和适量使用才能发挥其最佳效果。同时，还应该定期更换牙膏品牌和类型，以避免口腔细菌对牙膏成分产生适应性。

▶ 如何正确选择牙膏

面对众多的牙膏产品，如何选择一款适合自己的牙膏呢？以下几点建议可供参考。

1. 了解自身需求

在选择牙膏之前，首先要明确自己的口腔需求。如果牙齿健康无特殊问题，可以选择普通清洁型牙膏；如果牙齿敏感或容易出血，则应选择抗过敏或消炎止血型牙膏；如果希望预防龋病或改善牙齿颜色，则可以选择含氟或美白型牙膏。

2. 查看成分表

牙膏的成分表是了解牙膏功效的重要途径。消费者可以通过查看成分表来判断牙膏是否含有自己所需的特殊成分以及是否含有对口腔有害的添加剂。

3. 关注品牌与口碑

品牌和口碑是选择牙膏时需要考虑的因素之一。知名品牌通常拥有更严格的质量控制体系和更完善的售后服务体系，而良好的口碑则代表了消费者对该品牌的认可和信赖。

4. 避免盲目追求高价

价格高低并不能完全代表牙膏的品质和功效。在选择牙膏时，应该根据自己的口腔需求和经济能力来选择性价比高的产品。

5. 定期更换品牌

长期使用同一款牙膏可能会对牙齿健康产生一定影响。因此，建议消费者每隔一段时间就更换一种品牌的牙膏，以避免牙齿对其产生过度依赖或不良反应。

▶ 牙膏选择和使用时的注意事项

1. 儿童不宜使用成人牙膏

儿童不宜使用成人牙膏，因为成人牙膏的含氟量、味道和用料可能不适合儿童的口腔环境。但从开始出牙就可以使用儿童含氟牙膏，每次使用应控制用量，3岁以内使用量为"米粒"大小，6岁以内每次用"黄豆"大小即可。

2. 定期更换牙膏

长期使用同一款牙膏可能会使口腔内的细菌产生抗药性，降低清洁效果。建议定期更换不同品牌或不同功效的牙膏，以保持口腔内的生态平衡。

3. 避免长时间开封

牙膏中所含的化学物质在存放一定时间后会发生化学反应，特别是已经开口的牙膏更容易接触细菌。因此，应尽量避免牙膏长时间开封使用。

4. 避免混用牙膏

家人之间尽量不要混用牙膏，以免造成口腔细菌的交叉感染。

5. 适量使用牙膏

每次刷牙时，挤出的牙膏量不宜过多。成人一般 1 cm 长度的牙膏就足够刷干净牙齿。过多使用牙膏不仅浪费，还可能增加口腔中化学物质的摄入量。

6. 无需蘸水

刷牙前不需要蘸水，因为牙膏的清洁效果并不依赖于泡沫的多少。蘸水可能会让牙膏快速起沫，缩短摩擦时间，影响清洁效果。

7. 避免吞咽牙膏

牙膏中的化学物质较多，误吞后可能会刺激肠胃，引起肠胃不适。因此，在刷牙时应避免吞咽牙膏。

8. 关注牙膏的安全性

在购买牙膏时，应关注其是否通过了相关安全认证，以确保其质量和安全性。

综上所述，牙膏的选择确实是一项细致入微且意义重大的任务。首先，我们必须认识到牙膏中的每一种成分都扮演着特定的角色，如氟化物能有效预防龋病，磨料则负责去除牙齿表面的污渍和菌斑，而保湿剂则能缓解口腔干燥，提升使用的舒适度。通过细致分析这些成分的作用机制，我们能够更加清晰地认识到它们对口腔健康的积极影响。

然而，仅仅了解成分还不够，还需要结合个人的口腔状况及需求进行理性评估。每个人的口腔环境都是独一无二的，有的可能面临龋病的威胁，有的则可能受到牙龈出血的困扰。因此，在选择牙膏时，我们必须充分考虑自身的实际情况，选择那些能够针对性问题、提供有效解决方案的产品。

此外，性价比的考量也是我们在选择牙膏时不可忽视的一环。在追求高品质的同时，也需要关注产品的价格是否合理，确保在有限的预算内能够购买到既优质又经济实惠的牙膏产品。

全方位清洁：有效刷牙的科学方法

在日常生活中，许多人在刷牙时往往只是机械地重复着某个动作，并未掌握科学的刷牙方法。下面将详细介绍现有的经典刷牙方式，并教您如何选择适合自己的刷牙方式，帮助您实现口腔全方位清洁，守护口腔健康。

▶ 经典刷牙方式介绍

1. 巴氏刷牙法

目前国际公认有效的刷牙方法是巴氏刷牙法又称龈沟清扫法或水平颤动法。是由美国牙医威廉·巴斯于 20 世纪 50 年代提出的，因其效果显著而广受推崇。选择软毛牙刷，将牙刷与牙长轴呈 45° 角指向根尖方向（上颌牙向上，下颌牙向下）。按牙龈—牙交界区，使刷毛一部分进入龈沟，一部分铺于龈缘上，并尽可能伸入邻间隙内，用轻柔的压力，使刷毛在原位作前后方向短距离的水平颤动 4～5 次。颤动时牙刷

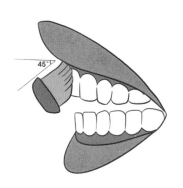
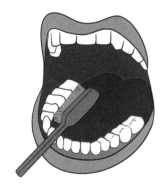

移动仅约1cm，每次刷2～3个牙。再将牙刷移到下一组牙时，注意重叠放置。尽管该刷牙方法在清洁牙龈边缘时表现出色，但为了确保口腔的全面清洁，仍需结合其他刷牙方式，如针对牙齿咬合面的来回刷动，以彻底清除各个角落的菌斑和食物残渣。

2. 圆弧刷牙法

圆弧刷牙法是一种较为传统的刷牙方式，适合那些刚开始学习刷牙或手部灵活性较差的人群。该方法要求将牙刷刷毛置于牙齿表面，通过手腕的旋转动作带动刷毛在牙齿上进行摩擦清洁。虽然这种方式简单易学，但在清洁效率上可能略逊于巴氏刷牙法。

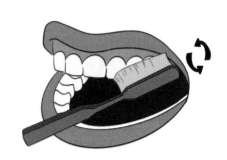

3. 竖刷法

竖刷法是将牙刷刷毛垂直于牙齿表面进行上下刷动的方式。这种方法适用于清洁牙齿的咬合面和颊舌面，能够有效去除牙齿表面的菌斑和软垢。然而，在清洁牙龈边缘时，竖刷法可能难以达到理想效果，需要结合其他方式共同使用。

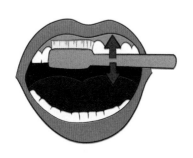 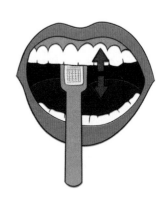

▶ 如何选择适合自己的刷牙方式

1. 考虑个人口腔状况

每个人的口腔状况都是不同的，因此在选择刷牙方式时首先要考虑自己的实际情况。例如，如果你的牙龈比较敏感或容易出血，那么，巴氏刷牙法可能更适合你，因为它去除菌斑的效果好，并减少对牙龈的刺激；而如果给儿童刷牙，那么圆弧刷牙法可能更为适用。

2. 注意刷牙时长和频率

无论选择哪种刷牙方式，都需要保证足够的刷牙时长和频率。一般来说，每次刷牙应持续 2～3 分钟，确保每个牙面都得到充分的清洁。同时，每天至少要刷牙 2 次，早晚各 1 次，以维护口腔的清洁和健康。

3. 选择合适的牙刷和牙膏

牙刷和牙膏的选择也是影响刷牙效果的重要因素。牙刷应选择刷头适中、刷毛柔软且排列合理的款式；牙膏则应根据个人需求选择合适的类型，如含氟牙膏有助于预防龋病、抗敏感牙膏则适合牙齿敏感的人群。

4. 结合其他口腔清洁工具

除了牙刷外，还可以结合使用牙线、齿间刷、冲牙器等口腔清洁工具。牙线能够深入到牙缝中清除牙刷难以触及的菌斑和食物残渣；齿间刷则适合清洁较大的牙缝或佩戴牙冠、桥接等修复体的牙齿；冲牙器则能够通过高压水流冲走口腔中的食物残渣和细菌，提供更为全面的清洁效果。

▶ 全方位清洁的注意事项

1. 注意刷牙顺序

在刷牙时，建议按照一定的顺序进行，如先刷外侧牙齿、再刷内侧牙齿、最后刷咬合面等。这样可以确保每个牙齿面都得到充分的清洁，避免遗漏。

2. 轻柔刷洗牙龈

在刷牙时，要注意轻柔地刷洗牙龈边缘。过度用力或不当的刷牙方式可能会导致牙龈损伤或出血。建议采用巴氏刷牙法，轻轻加压使刷毛部分进入龈沟进行清洁。

3. 定期检查口腔健康

除了日常刷牙外，还应定期到口腔诊所进行口腔健康检查。专业的口腔医生能够及时发现并解决口腔问题，如龋病、牙周病等，为你的口腔健康保驾护航。

　　有效刷牙这一日常习惯远非表面看来的那么简单，它不仅是清除食物残渣、保持口气清新的基本手段，更是预防口腔疾病、维护口腔生态系统平衡的重要防线。选择适合自己的牙刷与牙膏，遵循科学指导的刷牙步骤与频率，以及适时结合牙线、齿间刷、漱口水等其他清洁工具，构成了全方位口腔清洁的坚实基石。这一过程，既体现了对科学知识的尊重，也彰显了对自身健康的负责。

饭后立即刷牙：科学
还是误区

在日常生活中，关于饭后刷牙的习惯，很多人都有各自的看法和实践。有人坚信饭后立即刷牙可以保持口腔清洁，预防蛀牙；也有人担心饭后立即刷牙可能对牙齿健康不利。那么，饭后是否可以立即刷牙？这背后隐藏着怎样的科学原理？我们又该如何在饭后有效清洁牙齿呢？让我们来一同揭开这些谜团。

▶ 科学视角：饭后刷牙有助于口腔清洁

口腔环境是一个复杂且充满微生物的生态系统，它既包括维持口腔健康的有益菌，也潜藏着可能引发疾病的致病菌。饭后，口腔中留下的食物残渣成为这些细菌繁殖的温床，它们迅速分解食物，生成酸性物质。这些酸性物质若在牙齿表面长时间停留，将逐渐侵蚀牙釉质，最终导致蛀牙的形成。因此，刷牙作为维护口腔健康的重要手段，通过牙刷的机械摩擦与牙膏中清洁成分的协同作用，能够有效清除牙齿表面的食物残渣、菌斑及软垢，从而显著降低细菌增殖及酸性物质生成的风险，保护牙齿免受损害。

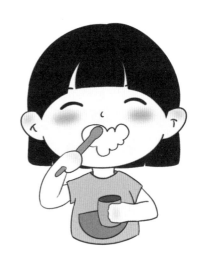

然而，关于饭后是否应立即刷牙，需辩证看待。一方面，即时刷牙可迅速清理口腔，减少细菌滋生，预防蛀牙；另一方面，食物的摄入，尤其是酸性食物和含糖饮料，可能会暂时性地降低

牙齿表面的硬度，即所谓的"脱矿"现象。此时，若立即采用较为激烈的刷牙方式，可能会加剧牙齿表面釉质的磨损，引发牙齿敏感。此外，不当的刷牙方式，如用力过猛或使用硬毛牙刷，还可能对牙齿及牙龈造成机械性损伤。

▶ 科学视角：如何在饭后有效清洁牙齿

鉴于饭后立即刷牙可能存在的利弊，我们需要采取更为科学合理的口腔清洁策略。以下是一些建议。

等待一段时间再刷牙：饭后，建议等待至少30分钟再刷牙。这段时间内，唾液会自然中和口腔内的酸性物质，使牙釉质逐渐恢复正常硬度。此时再刷牙，既能有效清洁牙齿，又能避免对牙釉质的过度磨损。

使用正确的刷牙方法：推荐采用巴氏刷牙法（水平颤动拂刷法），即牙刷与牙齿呈45°角，轻轻刷洗牙齿表面和牙缝，确保每个牙面都能被有效清洁。刷牙时力度要适中，避免用力过猛导致牙齿和牙龈损伤。每次刷牙时间应不少于两分钟，确保每个角落都被充分清洁。

选择合适的牙膏和牙刷：选择含氟牙膏，氟化物能有效预防蛀牙。同时，根据个人需求选择具有抗敏感、美白等功能的牙膏。选择软毛牙刷，避免硬毛牙刷对牙齿和牙龈的损伤。定期更换牙刷，一般建议每3个月更换1次。

利用牙线和冲牙器辅助清洁：饭后使用牙线可以有效清除牙缝中的食物残渣和菌斑，预防邻面龋病和牙周病。冲牙器能够清洁牙缝和牙龈沟等牙刷难以触及的区域，建议可以配合刷牙，以达到更好的口腔清洁效果。

定期口腔检查与洁牙：建议每年至少进行一次口腔检查，及时发现并处理口腔问题。每半年至1年通过专业洁牙去除牙齿表面的牙结石和菌斑，保持口腔健康。

▶ 关注饮食健康，从源头预防口腔疾病

除了正确的口腔清洁习惯外，关注饮食健康也是预防口腔疾病的重要方面。以下是一些建议：

均衡饮食：保持饮食均衡，多吃富含维生素和矿物质的食物，如新鲜水果、蔬菜、全谷类食物等。

限制糖分摄入：减少甜食和含糖饮料的摄入量，糖分是细菌繁殖和产生酸性物质的主要来源之一。

多喝水：保持充足的水分摄入有助于稀释口腔内的酸性物质，促进唾液分泌，保持口腔湿润和清洁。

避免硬物咀嚼：避免用牙齿咬硬物如瓶盖、坚果壳等，以免损伤牙齿和牙龈。

实际上，"饭后立即刷牙：科学还是误区"答案并非非黑即白。这一行为背后的科学性与否，更多地取决于我们如何根据个人口腔健康状况、饮食习惯以及科学原理来量身定制一套行之有效的口腔清洁策略。

牙线的必要性：为何刷牙并不足以清洁口腔

大多数人每天都坚持刷牙，认为这样就能确保口腔的清洁与卫生。事实上，刷牙虽然重要，但仅凭刷牙往往无法全面彻底地清洁口腔，特别是那些难以触及的牙缝区域。这就是为什么牙线成为口腔清洁中不可或缺一环的原因。

▶ 刷牙的局限性

刷牙作为日常口腔清洁的基本方法，其主要作用是清除牙齿表面的食物残渣、菌斑和软垢，减少口腔内的细菌数量，预防龋病和牙周病的发生。然而，刷牙的局限性也显而易见：

难以触及牙缝：牙刷的刷毛虽然能够覆盖大部分牙齿表面，但对于紧密排列的牙缝来说，刷毛的清洁效果却大打折扣。这些牙缝是食物残渣和细菌最容易藏匿的地方，也是牙菌斑和牙结石形成的温床。

清洁深度有限：即使使用小头牙刷或特殊设计的牙刷，也很难深入到牙缝底部进行彻底清洁。这些隐蔽区域容易积累污垢，长期下来可能导致牙龈炎症、出血甚至牙周病。

忽视牙齿邻面：牙齿的邻面（即相邻牙齿之间的接触面）也是刷牙时容易忽略的部分。这些区域同样容易堆积菌斑和牙垢，对口腔健康构成威胁。

▶ 牙线的独特作用

牙线作为口腔清洁的辅助工具，其最大的优势在于能够深入牙缝，清除刷牙无法触及的隐蔽区域。具体来说，牙线的作用体现在以下几个方面。

深入牙缝清洁：牙线能够轻松滑入牙缝，通过上下刮擦的方式清除牙缝中的食物残渣、菌斑和软垢。这种清洁方式比刷牙更加细致和深入，能够有效预防牙缝龋病和牙周病。

预防牙龈疾病：定期使用牙线可以清除牙缝中的菌斑和牙垢，减少了对牙龈的刺激和损伤，有助于预防牙龈炎症和出血。

辅助正畸护理：对于佩戴牙套或进行牙齿矫正的人群来说，牙线更是不可或缺的清洁工具。它能够轻松穿过牙套与牙齿之间的缝隙，清除难以触及的污垢和菌斑，保持口腔的清洁与卫生。

▶ 牙线的分类及其不同功能

按材质和特性分类：

1. 传统牙线

特点：通常由尼龙或塑料制成，较细且柔软，能够轻松穿过牙齿间的狭小空隙。

适用人群：适合牙齿间隙较小的人群。

2. 含蜡牙线

特点：在牙线表面添加了一层薄薄的蜡质，以减少牙线的摩擦力，使其更容易滑入牙缝。

适用人群：适合牙齿间隙较小、牙龈较为敏感的人群。

3. 无蜡牙线

特点：无涂层，摩擦力较大，清洁力较强。

适用人群：适合牙齿间隙较大、牙龈健康状况良好的人群。

4. 特氟龙牙线

特点：由特氟龙制造，表面光滑，不易粘在牙齿上，使用起来快速轻松。

适用人群：适用于所有需要高效清洁牙缝的人群。

5. 扁平牙线

特点：设计较为宽大，能够更好地填充牙缝，增加清洁面积。

适用人群：适合牙齿间隙较大的人群。

6. 膨胀型牙线

特点：遇水后会膨胀，可以更好地贴合牙缝形状。

适用人群：适用于各种牙缝大小的人群，特别是那些需要更强清洁效果的人。

7. 带状牙线

特点：比常规类型厚，表面光滑，利于在牙齿之间滑动。

适用人群：主要用于清洁较大的牙齿间隙。

按附加功能分类：

1. 矫味剂牙线

特点：添加了矫味剂（如薄荷、水果味），口感好，使用更愉快。

适用人群：适用于对牙线口感有要求的人群。

2. 含氟牙线

特点：含有氟化物，能有效预防龋病。

适用人群：适用于容易发生龋病的人群，特别是儿童和老年人。

▶ 如何正确使用牙线

对于初学者来说，正确使用牙线可能需要一些时间和练习。以下是一些基本的步骤和注意事项：

1. 选择合适的牙线

不同种类的牙线在材质、特性、形状和功能上存在差异，这些差异决定了它们各自的适用人群和清洁效果。例如，含蜡牙线适用于牙齿间隙较小、牙龈敏感的人群；无蜡牙线则适用于牙齿间隙较大、牙龈健康的人群。特氟龙牙线以其快速轻松的清洁体验受到欢迎；而扁平牙线和膨胀型牙线则能更好地适应大牙缝或特殊形状的牙缝。此外，矫味剂牙线和含氟牙线则分别通过改善口感和预防龋病来满足不同人群的需求。

在选择牙线时，建议根据自己的牙齿间隙大小、牙龈健康状况和个人口味偏好来选择合适的类型。同时，掌握正确的使用方法也是确保牙线清洁效果的关键。

2. 掌握正确的使用方法

取一段 30～40 cm 长的牙线，两端分别缠绕在双手的中指上，留出约 1.5 cm 长的牙线在中间。

用双手的食指和拇指绷紧牙线，做拉锯式动作将其轻轻滑入牙缝中。注意不要用力过猛以免损伤牙龈。

将牙线紧贴一侧牙齿的邻面，上下刮擦数次以清除食物残渣和菌斑。然后换另一侧牙齿的邻面进行同样的操作。

每个牙缝都要仔细清洁，确保不留死角。

3. 注意卫生和力度

每次使用完牙线后应及时丢弃，避免重复使用。同时，在使用过程中要注意控制力度，避免用力过猛导致牙龈出血或损伤。

4. 结合刷牙使用

牙线并不能完全替代刷牙的作用。因此，在使用完牙线后仍需进行常规的刷牙操作以确保口腔的全面清洁。

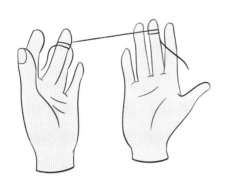
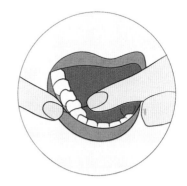

刷牙无疑是日常口腔清洁的基石，其重要性无可置疑。然而，仅依赖刷牙这一行为，并不能实现口腔的全面清洁与健康。牙线以其纤细柔韧的特性，能够轻松滑入牙缝之间，将藏匿其中的污垢一一清除，从而有效预防龋病、牙周病等口腔疾病的发生。

牙线的正确姿势：
避免常见错误

牙线，作为口腔清洁的重要工具之一，对于维护口腔健康、预防牙周疾病具有不可替代的作用。然而，很多初学者在使用牙线时往往不得要领，甚至因操作不当而损伤牙周组织。接下来将详细介绍牙线的正确使用方法，并指出常见的错误及如何避免，帮助广大读者更好地掌握这一重要的口腔护理技能。

▶ 牙线的重要性

牙线的主要功能是清除牙齿间的食物残渣和牙菌斑，这些区域是牙刷难以触及的。长期不清理，这些残留物会滋生细菌，导致牙龈发炎、牙结石形成，甚至引发牙周病。因此，牙线是保持口腔健康不可或缺的一部分。

▶ 选择合适的牙线

在选择牙线时，首先要考虑自己的牙齿间隙大小和牙龈敏感度。市面上常见的牙线类型包括蜡线、无蜡牙线和丝线等，不同材质和厚度的牙线适合不同的口腔状况。一般来说，初学者可以选择较柔软、易于操作的牙线，如蜡涂牙线或单丝牙线。

▶ 牙线的正确使用方法

1. 准备阶段

截取牙线：首先，截取30～40 cm长的牙线，这个长度大约相当于从小臂末端到肘关节弯曲的位置。过短的牙线在操作时容易滑落，而过长的牙线则可能不够灵活。

缠绕手指：将牙线两端分别缠绕在左右手的中指上，这样可以更好地控制牙线的方向和力度。

2. 紧绷牙线

用左右手的拇指和食指执线，绷紧约 1.5 cm 的牙线。这一步骤是为了确保牙线有足够的张力和稳定性，便于清洁牙齿间隙。

3. 清洁过程

拉锯式进入牙缝：采用拉锯式的方式，轻轻将牙线拉入两颗牙齿之间，避免用力过猛导致牙龈受伤。牙线应紧贴一侧牙的牙颈部，形成"C"形包绕牙面。

上下提拉刮擦：将绷紧的牙线上下反复提拉刮擦，以清除牙齿邻面的细菌和食物残渣。每个部位应重复 3～5 次，确保彻底清洁。

换边清洁：再将牙线紧贴另一侧牙齿的邻面，以同样的方法上下提拉刮擦。注意，每次清洁后应使用新的牙线段，避免在不同牙缝间转移细菌。

4. 逐个清洁

按照一定顺序，逐个清洁全口牙的邻面，包括最后一颗牙的远中面。在清洁过程中，可以根据需要移动或冲洗牙线，以保持其清洁度和灵活性。

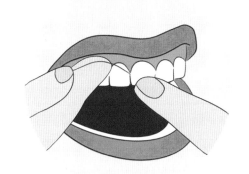

5. 漱口收尾

当完成所有牙齿的清洁后，用清水漱口以去除遗留的牙菌斑和食物残渣。这一步骤有助于巩固清洁效果，保持口腔清新。

▶ 常见错误及避免方法

1. 用力过大

错误表现：在清洁过程中用力过猛，导致牙龈受损或出血。

避免方法：使用牙线时应轻柔地滑动牙线进入牙缝，避免用力过猛。如果感到疼痛或不适，应立即停止并寻求专业医生的帮助。

2. 拉锯式通过过紧的邻接

错误表现：试图强行通过过紧的邻接区域，导致牙龈受损或牙线断裂。

避免方法：如果遇到难以通过的邻接区域，可以尝试更换更细的牙线或寻求专业医生的帮助进行清洁。

3. 操作完毕后野蛮取出

错误表现：清洁完毕后直接野蛮取出牙线，可能导致牙线划伤牙龈或牙齿。

避免方法：应按照原路返回的方式缓慢取出牙线，避免突然用力或方向不当导致伤害。

4. 最后一颗牙的远中面遗漏

错误表现：在清洁过程中遗漏最后一颗牙的远中面，导致该区域长期得不到有效清洁。

避免方法：在清洁过程中要特别注意最后一颗牙的远中面，确保每个角落都得到充分的清洁。

5. 牙线长度选择不正确

错误表现：选择的牙线过长或过短，影响操作的灵活性和稳定性。

避免方法：根据个人手臂长度和手指灵活性选择合适的牙线长度，一般为30～40 cm。

▶ 使用牙线的注意事项

1. 选择合适的牙线

可以选择传统牙线、牙线棒、牙线膨胀线或牙线拔草器等，根据个人口腔情况和偏好进行选择。确保购买的牙线来自正规厂家，避免使用劣质或含有有害物质的牙线。

2. 不要重复使用

牙线属于一次性产品，不可重复使用。使用过的牙线上会沾有细菌和其他污垢，重复使用容易导致口腔感染。

3. 及时漱口

使用牙线前后应漱口，以清洗口中的食物残渣和将牙线清理出来的菌斑和软垢带走，保持口腔清洁。

4. 定期更换

牙线在使用过程中会逐渐变脏，应定期更换新的牙线段，以保持其清洁效果。

5. 存储环境

牙线应存放在通风干燥的地方，避免受潮发霉，影响使用效果。

6. 特殊情况

对于牙缝过大或牙齿存在疾病的人群，应在医生或牙医的指导下使用牙线，以免损害牙齿或加重病情。

漱口水：是不是口腔健康的必需选择

漱口水作为口腔护理的一种辅助产品，近年来在市场上受到了越来越多的关注。面对琳琅满目的漱口水品牌和种类，很多读者感到困惑：漱口水真的必要吗？它有哪些主要分类和功效？又该如何选择适合自己的漱口水呢？下面将为您做详细介绍。

▶ 漱口水的主要分类及其功效

漱口水可以根据其主要功效和成分进行分类，以下是常见的几种类型：

1. 保健型漱口水

主要成分： 其核心成分聚焦于口腔清洁与口气清新，如天然薄荷提取物等。

主要功效： 保健型漱口水通常含有口腔清新剂，能有效去除口腔中的异味，使口气保持清新。同时，漱口水中含有的某些成分（如精油、三氯生和氟化亚锡等）能够在一定程度上抑制牙菌斑的形成，有助于维护口腔健康。

适用人群： 适用于大部分口腔健康、无特殊疾病的人群，可以作为日常口腔护理的辅助工具，帮助清除口腔内的食物残渣以及部分软垢，减少口腔内的细菌数量，从而维护口腔的清洁和健康，有助于保持口气清新，提升社交自信。

注意事项： 适量使用，不要为了口气清新而频繁使用漱口水，一般饭后使用即可。尽量选择成分温和、无酒精、无色素的漱口水产品，以减少对口腔的刺激和损害。漱口水虽然可以辅助清洁口腔，但不能完全代替刷牙的作用。因此，仍需保持每天早晚刷牙的习惯。

2. 治疗型漱口水

主要成分：特别添加了如氯己定、洗必泰、复合碘剂等药用成分。

主要功效：治疗型漱口水含有抗菌、消炎、防腐和止痛的药物成分，能够有效杀灭口腔中的细菌，抑制口腔内的炎症反应。对于口腔溃疡、牙龈炎、牙周炎等口腔感染性疾病，治疗型漱口水可以起到辅助治疗的作用。通过杀灭病菌，减轻炎症，有助于患者更快恢复健康。部分治疗型漱口水含有氟化物等成分，这些成分能够与牙齿表面的牙釉质结合，形成保护层，防止龋病的发生。

适用人群：适用于那些需要针对特定口腔问题进行辅助治疗的人群，如牙周炎、牙龈炎患者；对在接受口腔手术（如拔牙、正畸手术等）后，可能因口腔疼痛或不便而无法正常刷牙的患者；对因放疗、化疗等原因导致口腔黏膜受损的患者等。

注意事项：治疗型漱口水需要在医生的指导下使用，根据具体病情选择合适的漱口水类型和浓度。使用时应遵循说明书上的用量和使用方法，不要过量使用或随意更改使用方法。长期使用治疗型漱口水可能会对口腔黏膜造成一定的刺激和损害，因此应避免长期使用。对于过敏体质的患者，在使用前应先进行皮肤敏感性测试，确保不会引发过敏反应。

3. 含氟漱口水

主要成分：氟化物作为其主要成分。

主要功效：漱口水中的氟化物能够与牙齿表面的矿物质结合，形成一层保护层，有效增强牙齿抵抗酸性物质侵蚀的能力，从而降低龋病的发生率。部分含氟漱口水还含有抗菌成分，能够抑制口腔中细菌的生长，减少口腔炎症的发生。

适用人群：口腔健康存在特定风险的人群，比如易患龋病的个人，佩戴正畸矫治器的患者和不能自我口腔护理的残疾人等；特定生理阶段的人群，比如孕妇；有特定需求的人群，比如龋病高发的儿童。

注意事项：虽然含氟漱口水具有诸多优点，但过量使用可能会导致氟斑牙等问题。因此，建议按照产品说明书上的推荐用量进行使用。含氟漱口水在口腔中停留一定时间后应吐出，避免吞咽以免对身体造成不良影响。为了确保漱口水的效果和安全性，建议定期更换新的漱口水产品。

4. 抗敏感漱口水

主要成分：含有硝酸钾等成分。

主要功效：硝酸钾具有封闭牙本质小管的作用，减少外界刺激对牙髓的影响，从而有效缓解牙齿敏感症状；硝酸钾具有一定的抗菌作用，能够抑制口腔内细菌的生长和繁殖，从而对于预防口腔疾病如龋病、牙周病等具有一定的辅助作用；硝酸钾还具有收敛作用，能够促进口腔黏膜的修复，对于口腔溃疡等口腔黏膜损伤，可以帮助减轻疼痛、促进愈合。

适用人群：特别适合牙齿敏感的人群使用，如因牙龈萎缩、牙齿磨损等原因导致的牙本质暴露患者。

注意事项：虽然硝酸钾漱口水具有上述功效，但不建议长期使用。因为长期使用可能会导致牙齿表面牙渍沉积，影响美观和味觉。在使用含硝酸钾的漱口水时，应按照说明书上的建议使用，不要过量使用或过于频繁。同时，如果在使用过程中出现不适或过敏症状，应立即停止使用并咨询医生。

5. 特殊配方漱口水

主要成分：为了满足不同人群的特定需求，如追求天然成分或对某些化学成分敏感的人群，特别推出的一些含有天然成分配方、无酒精配方等的漱口水。

主要功效：中草药提取物，如茶叶、菊花等植物提取物，或者藿香、香薷、丁香等中药成分，它们具有天然的抗菌特性，可以在一定程度上抑制口腔内细菌的生长。茶树精油，一种天然抗菌成分，可以有效抵抗口腔细菌，保持口腔清洁和新鲜；薄荷精油，一种天然的味道剂，为漱口水提供清凉爽口、令人神清气爽的口感，同时促进唾液分泌，帮助消除口中异味；桉树叶精油，具有清新、芳香的香味，可以刺激口腔的感觉神经，减轻口干和口臭等不适。蜂胶提取物，具有润肤生肌、消炎止痛的功效，对口腔溃疡等口腔问题有一定治疗效果。银离子，在抑制口腔细菌生长方面具有较强效果，可以有效抵抗口腔细菌感染，同时减少口臭和牙龈炎等问题。维生素C帮助清洁口腔表面的细菌并促进唾液分泌，增强免疫力，预防口腔感染和其他口腔健康问题。

　　适用人群：随着人们对健康生活方式的追求，越来越多人倾向于选择天然无添加的产品。特殊配方漱口水通常不含酒精、抗生素等刺激性成分，适用人群非常广泛，包括老年人、孕妇、儿童以及对口腔护理有特殊需求的人群都可以使用。

　　注意事项：使用前请仔细阅读产品说明书，按照推荐的使用方法和剂量进行操作，不要过量使用或过于频繁地使用漱口水，以免对口腔健康造成不利影响。在使用特殊配方漱口水后，应注意观察口腔反应，如果出现不适或过敏反应（如皮肤瘙痒、红肿等），应立即停止使用并就医咨询。请将漱口水存放在阴凉干燥处，避免阳光直射和高温环境，同时，要保持瓶盖紧闭，防止细菌污染。虽然漱口水具有一定的清洁和护理作用，但它并不能完全替代刷牙。因此，在使用漱口水的同时，还需要保持良好的刷牙习惯，以确保口腔健康。对于某些特殊人群（如严重口腔疾病患者、过敏体质者等），仍需谨慎使用。

如何选择适合自己的漱口水

面对市场上众多的漱口水品牌和种类，广大读者在选择漱口水时可能会感到迷茫。以下是一些选择漱口水的建议。

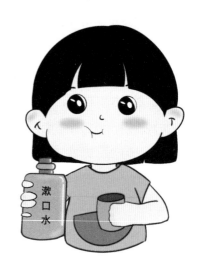

1. 根据口腔问题选择

不同的漱口水有不同的功效，因此选择漱口水时应首先根据自己的口腔问题来选择。如有牙龈出血、口腔溃疡等炎症问题，可以选择抗菌漱口水或抗牙龈炎漱口水；如牙齿有色素沉积，希望美白牙齿，可以选择美白漱口水。

2. 注意成分配比

漱口水的成分多种多样，不同的成分具有不同的功效。在选择漱口水时，应注意其成分配比，选择含有有效成分并符合个人口腔健康需求的漱口水。同时，应避免选择含有过多化学成分的产品，以免对口腔造成不必要的刺激。

3. 考虑口感和味道

漱口水的口感和味道对于使用体验也很重要。不同品牌和种类的漱口水具有不同的口味，如薄荷、水果等。选择自己喜欢的口味有助于长期坚持使用漱口水，从而达到更好的口腔护理效果。

4. 参考口碑和评价

在选择漱口水时，可以参考他人的使用经验和专业评价。选择口碑好、质量可靠的漱口水品牌可以更有保障地保护自己的口腔健康。

▶ 漱口水是否必要

漱口水在口腔护理中具有一定的作用。使用漱口水可以帮助减少口腔内的细菌数量，预防口腔疾病的发生。对于某些特定人群，如产妇、卧床病员、开颅手术昏迷病人等，漱口水更是理想的口腔护理品。此外，对于肿瘤患者因放疗、化疗引起的口腔粘膜充血糜烂疼痛，以及糖尿病患者引起的口腔溃疡等问题，漱口水也具有显著的疗效。

在探讨完漱口水在口腔健康中的多重角色后，我们可以得出一个清晰而理性的结论：漱口水并非口腔健康的绝对必须选择，但它无疑是维护良好口腔环境的一种有力辅助工具。

科学研究表明，正确的刷牙和使用牙线能够有效清除牙齿表面的大部分菌斑和食物残渣，这是预防口腔疾病的基础。然而，漱口水能够深入到牙刷难以触及的口腔缝隙和死角，进一步减少细菌数量，提供额外的保护。

值得注意的是，漱口水并不能完全替代刷牙或牙线的作用。它更像是一位"口腔守护者"，在日常清洁的基础上，为口腔健康筑起一道额外的防线。此外，不同类型的漱口水针对的口腔问题也不尽相同，如抗菌型、抗敏感型、清新口气型等，选择时应根据个人口腔状况和需求来决定。

因此，当我们面临"漱口水是否是口腔健康的必需选择"这一问题时，答案并非绝对。对于大多数人来说，保持良好的口腔卫生习惯，如每天至少刷牙两次、使用牙线、定期看牙医等，是更为基础和重要的。而漱口水，则可以作为这些基础措施的有益补充，帮助我们在追求口腔健康的道路上更进一步。

齿间刷：牙齿间隙清洁的革命性工具

　　我们常常将注意力集中在刷牙、使用牙线等基本日常护理上。然而，即便我们每天坚持这些习惯，仍有可能遗漏了一个关键的清洁区域——牙齿间的缝隙。这里，食物残渣、细菌容易藏匿，久而久之，可能引发牙龈疾病、龋病等口腔问题。现代口腔护理工具中，齿间刷以其独特的设计和高效的清洁能力，成为我们守护口腔健康的隐形卫士。下面让我们来全面了解并正确使用这一口腔护理神器。

▶ 什么是齿间刷

　　齿间刷，顾名思义，是一种专门设计用于清洁牙齿间缝隙的清洁工具。它通常由手柄、刷头和刷毛三部分组成。手柄部分便于握持和操作，刷头则小巧灵活，能够轻松深入牙缝；而刷毛则是关键所在，一般采用柔软而有弹性的材质制成，能够温和而有效地清除牙缝中的食物残渣和牙菌斑。

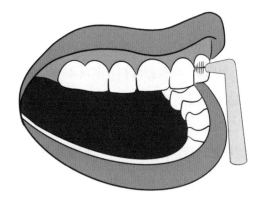

　　齿间刷的种类繁多，根据刷头的大小、形状和刷毛的材质，可分为多种型号，以适应不同人群的口腔结构和清洁需求。例如，对于牙缝较宽的人群，可选择刷头较大的型号；而对于牙齿排列紧密或佩戴牙套的人来说，小巧细长的刷头则更为合适。

▶ 哪些人群需要使用齿间刷

虽然齿间刷是口腔护理的重要辅助工具，但并非所有人都需要使用。以下人群尤其应当考虑将齿间刷纳入日常口腔护理计划中。

1. 牙缝较大者：牙缝较大容易导致食物残渣滞留，增加患龋病和牙龈疾病的风险。使用齿间刷可以有效清除这些难以触及的区域。

2. 牙齿排列不整齐者：牙齿排列不整齐可能导致清洁死角，使得传统牙刷难以触及。齿间刷能够深入这些区域，提供全面的清洁。

3. 佩戴牙套或牙桥者：牙套和牙桥下方的缝隙容易积聚食物残渣和细菌，增加口腔疾病的风险。齿间刷能够轻松解决这一问题。

4. 有牙周疾病史者：牙周疾病患者需要更加细致的口腔护理，以控制病情并预防复发。齿间刷能够深入牙周袋，清除牙菌斑和牙结石。

5. 中老年人：随着年龄的增长，牙龈逐渐萎缩，牙缝变大，更容易受到口腔疾病的侵袭。使用齿间刷有助于保持口腔健康。

▶ 如何正确使用齿间刷

正确使用齿间刷是确保其清洁效果的关键。以下是一些基本的步骤和注意事项。

1. 选择合适的型号

根据个人口腔结构和清洁需求，选择合适的齿间刷型号。初次使用时，可以从较小的刷头开始尝试，逐渐找到最适合自己的型号。

2. 准备工作

在使用齿间刷之前，先用普通牙刷和牙线进行基本的口腔清洁。确保口腔内没有大块的食物残渣和牙菌斑。

3. 轻柔操作

将齿间刷的刷头轻轻插入牙缝中，避免用力过猛以免损伤牙龈。然后，以轻微旋转或上下移动的方式清洁牙缝。注意每个牙缝都要清洁到位，但不要遗漏任何一颗牙齿。

4. 定期更换

齿间刷的刷毛会逐渐磨损和变形，影响清洁效果。因此，建议定期更换齿间刷，一般每 3～4 个月更换一次为宜。

5. 配合其他工具

齿间刷虽然功能强大，但并不能完全替代传统牙刷和牙线。在使用齿间刷的同时，还应继续坚持使用这些工具进行全面的口腔清洁。

▶ 使用齿间刷的注意事项

1. 避免过度用力

使用齿间刷时，切记不要用力过猛以免损伤牙龈和牙齿。应该以轻柔而稳定的力量进行操作。

2. 保持刷头清洁

每次使用后，应及时清洗齿间刷的刷头并晾干以防止细菌滋生。

3. 定期检查口腔

使用齿间刷并不意味着可以忽视定期的口腔检查。定期到口腔科就诊可以及时发现并处理潜在的口腔问题。

4. 咨询专业人士

对于初次使用齿间刷的人来说，可能会存在一些疑问和困惑。此时可以咨询牙医或口腔健康专家以获取专业的指导和建议。

齿间刷以其独特的优势，悄然引领了一场针对牙齿间隙清洁的革命性变革。这一小巧而高效的工具，不仅革新了我们的口腔护理观念，更在维护口腔健康、预防口腔疾病的道路上，扮演着举足轻重的角色。当我们正确使用齿间刷，并结合其他口腔清洁工具和方法时，便能形成一套全面而有效的口腔护理体系。这一体系不仅有助于我们清除牙缝中的食物残渣和牙菌斑，降低患口腔疾病的风险，还能促进牙龈的血液循环，增强口腔组织的抵抗力，为我们的口腔健康提供全方位的保护。

第七章

紧急情况「急救包」

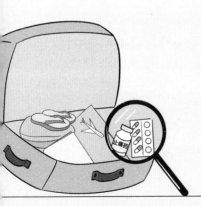

牙齿折断或脱落：紧急情况下的自救指南

在日常生活和运动中，牙齿可能会因各种意外而折断或脱落，给我们的生活带来诸多不便。面对这种紧急情况，掌握一些基本的自救知识显得尤为重要。接下来将详细介绍牙齿折断或脱落时的自救指南，帮助您在紧急情况下保持冷静，并采取有效措施减轻伤害，为后续治疗赢得宝贵时间。

▶ 了解牙齿结构及其重要性

在深入探讨如何开展牙齿自救之前，我们先来简要了解一下牙齿的基本结构和其重要性。牙齿主要由牙冠、牙颈和牙根三部分组成。牙冠是牙齿的可见部分，用于咀嚼食物；牙颈是牙冠与牙根的交界区；牙根则嵌入牙槽骨中，起到固定牙齿的作用。牙齿内部的牙髓含有神经和血管，对牙齿的感知和营养供应至关重要。

牙齿的健康不仅关乎咀嚼功能和口腔美观，还与我们的整体健康紧密相连。例如，牙齿的缺失或严重损坏可能导致咀嚼困难，进而影响食物的消化和吸收；同时，牙齿问题还可能引发口腔感染，进而影响全身健康。

▶ 牙齿折断的自救指南

牙齿折断是口腔急诊中常见的情况之一，可能由咀嚼硬物、意外伤害等多种原因引起。面对牙齿折断的紧急情况，我们可以采取以下自救措施：

1. 保持冷静，检查伤情

牙齿折断后，首先要保持冷静，不要惊慌失措。轻轻用舌头检查折断的牙齿部分，判断是牙冠折断还是牙根折断。如果牙齿仅折断一部分且无明显疼痛，可能属于轻度折断；若牙齿完全断裂或断裂部分松动，则需立即就医。

2. 局部清洁与消毒

用清水漱口，清除口腔内的食物残渣和血迹。注意不要用力漱口，以免加重伤口出血。然后，使用消毒棉球或纱布蘸取生理盐水或碘甘油，轻轻擦拭伤口部位，以预防感染。

3. 止血与冷敷

如果折断部分出血较多，可用消毒纱布压迫伤口处止血。同时，使用冰袋或冰毛巾敷在伤口部位，有助于减轻疼痛和肿胀。注意冰块不要直接接触皮肤，以免造成冻伤。

4. 保存断裂部分

如果可能的话，收集和保存任何脱落的牙齿碎片。在就医时将其带给牙医，因为这些碎片有时可以被重新粘贴上。注意保存时要避免触碰碎片的牙髓部分，以免加重损伤。

5. 及时就医

即使采取了上述自救措施，仍需尽快前往正规医院的口腔科就诊。专业的口腔科医生会根据牙齿折断的严重程度为您提供最佳的治疗方案。

▶ 牙齿脱落的自救指南

牙齿脱落同样是一种常见的紧急情况，可能由意外伤害、牙周疾病等多种原因引起。面对牙齿脱落的紧急情况，可以采取以下自救措施：

1. 立即捡起脱落的牙齿

发现牙齿脱落后，应立即轻柔地捡起牙齿。注意不要用纸巾或纱布包裹牙齿，以免干燥保存导致牙齿细胞死亡。捡起时尽量拿着牙冠部分，避免触碰牙根。

2. 清洗与保存

如果牙齿脏了，可以用清水轻轻冲洗，但不要用肥皂或刷子清洁，以免损伤牙齿。然后将牙齿放入牛奶中保存，牛奶有助于维持牙齿细胞的活性。如果没有牛奶，可用生理盐水或唾液代替。

3. 及时就医

牙齿脱落后应尽快就医，最理想是在 1 小时内到达牙科急诊。牙齿越早得到专业处理，成功植回的可能性越大。到医院时，详细告知医生事发经过和急救措施。

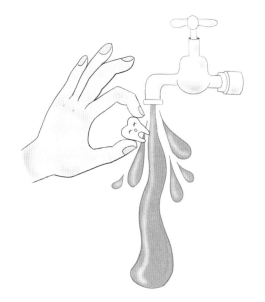

▶ 预防措施

除了掌握自救知识外，预防牙齿折断或脱落同样重要。以下是一些有效的预防措施：

1. 避免咬硬物

在日常生活中尽量避免用牙齿咬硬物，如坚果壳、啤酒瓶盖等。这些硬物可能导致牙齿折断或隐裂。

2. 注意运动安全

在参与剧烈运动时佩戴护齿套以降低牙齿受伤的风险。护齿套可以有效保护牙齿免受外力冲击。

3. 保持口腔卫生

定期刷牙、使用牙线、定期洗牙等有助于预防牙周疾病和牙齿松动。保持良好的口腔卫生习惯对于维护牙齿健康至关重要。

4. 定期口腔检查

定期进行口腔检查可以及时发现并处理牙齿问题。如发现牙齿有裂纹或松动等异常情况应及时就医治疗。

面对牙齿折断或脱落，这一口腔急诊中屡见不鲜的突发状况，我们不得不再次强调，保持冷静与理智至关重要。牙齿，作为我们咀嚼食物、塑造面容、辅助发音的宝贵器官，其健康状态直接影响到我们的生活质量与自信心。

通过深入了解牙齿的复杂结构及其不可替代的生理功能，我们意识到保护牙齿健康的重要性远超过我们的想象。而一旦不幸遭遇牙齿折断或脱落的紧急情况，掌握并灵活运用自救技巧，无疑是减轻伤害、为后续专业治疗赢得宝贵时间的关键。

但我们必须明白，自救虽能缓解一时之急，专业的医疗干预才是恢复牙齿功能、维护口腔健康的最终保障。因此，我们再次强调及时就医的重要性，呼吁大家在遭遇牙齿紧急情况时，能够迅速联系口腔医生，获得最专业、最有效的治疗建议。

总之，牙齿折断或脱落虽为不幸之事，但只要我们保持警惕、积极应对，就能够将伤害降至最低，并为后续的康复之路奠定坚实的基础。

口腔出血不止：紧急处理与预防措施

口腔出血是日常生活中可能遇到的一种常见问题，它不仅可能引发恐慌，还可能影响日常生活质量。下面我们从口腔出血的可能原因、紧急处理措施及有效的预防方法三个方面进行详细阐述，旨在为广大读者提供科学的指导与帮助。

▶ 口腔出血的可能原因

口腔出血的原因多种多样，以下是一些常见的因素：

1. 外伤或咬伤

外伤或咬伤是引起口腔出血的常见原因之一。当口腔壁或舌头受到外力作用时，可能造成出血。这种情况下，伤口可能较大，出血量也可能较多，需要及时就医处理。

2. 口腔溃疡

口腔溃疡是一种常见的口腔黏膜疾病，其溃疡性损伤严重时会导致口腔黏膜出血。虽然口腔溃疡多为自限性疾病，但如果出血严重，也需要及时就医，或在医生指导下使用药物进行治疗。

3. 牙龈炎或牙周病

牙龈炎和牙周病是导致牙龈出血的常见慢性疾病。由于牙龈组织肿胀，毛细血管变脆，易在刷牙、咬硬物等轻微刺激下出血。若症状持续不缓解，应及时就医，进行系统治疗。

4. 口腔肿瘤类疾病

口腔肿瘤的症状表现包括口腔出血、口腔异常感觉，以及牙龈、舌头和颊部的肿块等。特别是当口腔肿瘤表面出现溃疡或糜烂时，这些病变部位很容易在受到刺激（如进食、刷牙等）时发生出血。需要注意的是，口腔出血并不是口腔肿瘤的唯一症状，也不是所有口腔出血都一定与肿瘤有关。

5. 服用抗凝血药物

长期服用抗凝血药物（如阿司匹林、华法林等）的患者，可能出现口腔出血不止的情况。这是因为这些药物会干扰血液的正常凝固过程，使出血难以自行停止。此时，患者应及时就医，由医生评估是否需要调整药物剂量或暂停用药。

6. 全身系统性疾病

某些全身系统性疾病，如白血病、血友病等，也可能导致口腔自发性出血。这些疾病往往伴随全身其他症状，如发热、乏力、关节疼痛等。患者应及时就医，进行全面检查和治疗。

▶ 紧急处理措施

当口腔出血不止时，正确的紧急处理措施可以有效减轻症状，为就医争取时间。以下是几种常见的紧急处理方法：

1. 保持冷静，避免恐慌

遇到口腔出血时，首先要保持冷静，避免恐慌。恐慌情绪可能导致血压升高，加重出血情况。

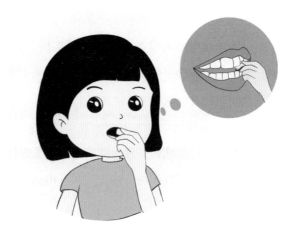

2. 清理口腔

用凉水轻轻含漱，可以帮助血管收缩，清洁口腔，便于观察出血情况。

3. 压迫止血

对于口腔壁或舌头的出血，可以使用无菌纱布或棉球放在创面上，然后用手指使劲压住，进行压迫止血。如果是牙龈出血，可以直接将无菌纱布或棉球放在出血的牙面或牙龈上，用力咬住，以达到压迫止血的目的。

4. 及时就医

如果上述方法无法有效止血，或者出血量较大、持续时间长，应及时就医。医生会根据具体情况，采取缝合、注射止血药物等措施，以控制出血。

▶ 有效的预防措施

预防口腔出血，关键在于从日常生活中做起，养成良好的口腔卫生习惯和饮食习惯。以下是一些有效的预防措施：

1. 保持口腔卫生

养成早晚刷牙、饭后漱口的习惯，使用正确的刷牙方法（如巴氏刷牙法），确保牙齿和牙龈得到全面清洁。同时，定期到口腔医院进行洗牙，去除牙菌斑和牙结石，预防牙周疾病。

2. 合理饮食

注意饮食均衡，多吃富含维生素的新鲜蔬果，如苹果、橙子、菠菜等，有助于增强口腔黏膜的抵抗力。避免食用过硬、过烫、过辣等刺激性食物，以免损伤口腔黏膜和牙龈组织。

3. 戒烟限酒

吸烟和过量饮酒都会对口腔黏膜和牙龈组织造成损害，增加出血的风险。因此，应尽早戒烟限酒，保持健康的生活方式。

4. 积极治疗口腔疾病

对于已患有的口腔疾病，如牙龈炎、牙周炎等，应积极治疗，防止病情恶化导致出血。同时，定期到口腔医院进行口腔检查，及时发现并处理潜在问题。

5. 谨慎用药

长期服用抗凝血药物的患者，应定期监测凝血功能，并根据医生建议调整药物剂量。如有必要，可咨询医生是否可以暂停用药或改用其他药物。

　　面对突如其来的口腔出血，尤其是出血不止的紧急情况，保持冷静并立即采取行动至关重要。有效的紧急处理措施，如轻轻压迫出血部位、含漱冷水以收缩血管、避免用力吸吮或漱口以免加重出血等，能够在第一时间控制局势，为后续就医争取宝贵时间。

智齿引发的口腔紧急
情况的识别和应对

　　尽管智齿在进化过程中逐渐变得不那么重要，但它们的萌出往往伴随着一系列口腔健康问题。从轻微的牙龈肿痛到严重的口腔炎症，智齿可能给我们的生活带来诸多不便。以下详细介绍智齿引发的口腔紧急情况，并提供科学的识别和应对方法，以帮助广大读者更好地理解和处理这些问题。

▶ 智齿萌出的基础知识

1. 智齿的生长过程

　　智齿通常在 16～25 岁萌出，但由于颌骨空间的限制，智齿往往无法完全长出，导致阻生现象。阻生的智齿可能部分或完全埋伏在牙龈下，形成盲袋，容易积聚食物残渣和细菌，进而引发炎症。

2. 智齿萌出的常见症状

　　智齿萌出时可能会出现一些常见的症状，这些症状可能包括：

　　牙龈肿痛：智齿萌出时，如果位置不正或空间不足，可能导致牙龈肿痛。

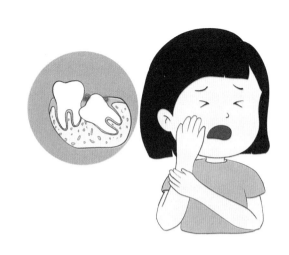

　　脸颊内侧摩擦感：智齿边缘可能与脸颊内侧的软组织产生摩擦，引起不适或轻微的炎症。

颌面部充血水肿：智齿生长引起的间隙感染可能导致面部肿胀。

吞咽困难和张口受限：智齿周围的炎症可能导致吞咽困难和嘴无法张大。

反复发炎：智齿萌出不顺利时，容易形成盲袋，积累食物残渣和细菌，引起反复的智齿冠周炎。

感染和脓肿：智齿冠周炎如果未得到及时治疗，可能会形成脓肿，需要医疗干预。

发热：智齿引起的严重感染可能会引起全身性免疫反应，出现发热症状。

如果出现智齿萌出相关的问题，如疼痛、肿胀或感染，应及时就医处理。医生会根据个体情况和智齿的生长状态提供专业建议，可能包括药物治疗、消炎止痛或在适当情况下进行智齿拔除手术。

▶ 智齿引发的口腔紧急情况的识别

1. 智齿冠周炎

症状识别：智齿萌出过程中，周围的牙龈组织可能因受到挤压或感染而出现明显的肿痛。炎症可能扩散至颌面部，导致局部充血和水肿。由于疼痛和肿胀，患者可能感到张口困难。智齿区域的疼痛还可能影响正常咀嚼功能。

处理建议：使用生理盐水或双氧水对智齿周围进行冲洗，以去除食物残渣和细菌。在冲洗后，可局部涂抹消炎药膏，如碘甘油等。如症状较重，可口服抗生素进行全身消炎治疗。若症状持续不缓解或加重，应及时就医检查。

2. 智齿周围脓肿

症状识别：智齿周围出现明显的肿胀，可能伴有波动感。与智齿冠周炎相比，疼痛可能更加剧烈且难以忍受。部分患者可能出现发热等全身症状。

处理建议：若脓肿形成，需及时切开引流，排出脓液。全身应用抗生素进行抗感染治疗。在切开引流和抗生素治疗的同时，应及时检查智齿情况，必要时在炎症消退后进行拔除。

3. 智齿引起的剧烈疼痛

症状识别：智齿区域出现持续性、难以忍受的疼痛。疼痛可能放射至同侧面部、头部或颈部。部分患者可能在夜间疼痛加剧。

处理建议：可口服止痛药如布洛芬等缓解疼痛。使用冰袋或冷毛巾对疼痛部位进行冷敷，有助于减轻肿胀和疼痛。若疼痛持续不缓解或加重，应及时就医检查智齿情况，智齿萌出位置不佳时，可能挤压或顶坏相邻的牙齿，导致邻牙出现龋坏、松动或疼痛等症状，并根据医生建议进行相应治疗。

4. 颌骨囊肿和肿瘤

极少数特殊案例中，智齿的萌出过程被观察到可能与颌骨囊肿或肿瘤的发展形成某种关联，这种联系虽然罕见，但不容忽视。

症状识别：当智齿萌出时，若伴随有颌骨囊肿或肿瘤，患者可能会经历一系列典型的症状，这些症状往往成为初步诊断的重要线索。首先，颌骨膨隆是最直观的表现之一，患者可能察觉到下颌或上颌区域出现不明原因的肿胀或隆起，这通常是由于病变组织在颌骨内部生长所致。其次，随着病变的进展，面部形态可能发生改变，如面部轮廓不对称、局部变形等。此外，疼痛也是常见的症状之一，患者可能感受到颌骨区域的疼痛或不适感，这种疼痛可能随着病变的加重而加剧，严重影响日常生活质量。

处理建议：面对智齿萌出伴随的颌骨囊肿或肿瘤等病变，及时地诊断与治疗至关重要。首先，患者应尽早就医，寻求专业口腔科医生的帮助。医生将通过详细的病史询问、体格检查以及必要的影像学检查（如 X 线片、CT 扫描等）来明确诊断。一旦确诊为颌骨囊肿或肿瘤，应根据病变的性质、大小、位置以及患者的整体健康状况来制定个性化的治疗方案。对于颌骨囊肿，如果囊肿较小且症状轻微，可能会采取观察随访的策略，定期监测囊肿的变化。然而，如果囊肿较大或症状明显，手术治疗通常是首选方案，通过手术彻底刮除囊肿壁并清除囊内容物，以防止复发。对于智齿相关的囊肿，有时还需要在手术过程中拔除受影响的智齿。

▶ 智齿引发的口腔紧急情况应对

1. 自我观察和初步处理

观察牙龈变化：使用镜子仔细观察口腔后部，特别是下颌两侧的较后方，观察是否有肿胀、发红或凸起的牙龈组织。

感受口腔内变化：用手指轻轻按压疑似智齿萌出的区域，看是否有压痛感或感觉到硬物正在突破牙龈。

加强口腔卫生：定期刷牙，使用牙线或冲牙器清洁智齿周围区域，减少食物残渣和细菌的滞留。

局部冷敷：对于轻度的肿痛，可以使用冰袋或冷毛巾进行冷敷，缓解疼痛和肿胀。

2. 及时就医和专业治疗

口服药物治疗：在医生指导下，可适当服用止痛药和消炎药来缓解症状。但请注意，药物只能暂时缓解，不能根治问题。

局部冲洗：应用双氧水和生理盐水交替冲洗阻生智齿盲袋，直到清洁干净，并局部涂抹碘甘油等消毒药物。

切开引流：若局部有脓肿形成，需要及时切开引流脓液，减轻疼痛症状。

拔除智齿：当炎症得到控制后，应尽早行智齿拔除术。拔除智齿可以彻底解决由智齿引起的口腔问题，避免反复发作的炎症和疼痛。

3. 注意事项和后续护理

术后护理：拔除智齿后，应遵医嘱进行口腔护理，注意口腔清洁和创口出血的处理。避免剧烈运动和用力漱口，以免创口出血。

饮食调整：术后应选择清淡、易消化的食物，避免辛辣刺激和过硬的食物，以免刺激创口引起疼痛。

定期复查：拔除智齿后应定期复查口腔状况，确保创口愈合良好，无感染等并发症发生。

▶ 智齿问题的预防

1. 定期检查口腔

定期进行口腔检查是预防智齿问题的关键。通过专业医生的检查可以及时发现智齿萌出的情况和潜在问题，并采取相应的治疗措施。

2. 保持口腔卫生

保持良好的口腔卫生习惯对于预防智齿问题至关重要。定期刷牙、使用牙线或冲牙器清洁智齿周围区域、减少食物残渣和细菌的滞留可以有效降低智齿冠周炎等口腔疾病的发生风险。

3. 增强身体免疫力

良好的作息和饮食习惯可以增强身体免疫力，保持均衡的饮食，摄入足够的维生素、矿物质等营养素，有助于维持口腔健康。

4. 其他预防措施

在运动或进行活动时，注意保护口腔和牙齿，避免碰撞或受伤。

口腔感染的紧急处理与预防：避免并发症

　　口腔感染不仅影响我们的生活质量，还可能引发严重的并发症。了解口腔感染的常见类型、紧急处理方法和预防措施，对于维护口腔健康至关重要。下面向广大读者详细介绍口腔感染的相关知识，帮助大家及时应对，避免并发症的发生。

▶ 常见的口腔感染

　　口腔感染主要包括细菌感染、真菌感染和病毒感染三大类，每种感染都有其特定的症状和处理方法。

1. 细菌感染

　　细菌感染是口腔内最常见的感染类型，通常由金黄色葡萄球菌、链球菌等病原菌引起。主要症状包括口腔颌面部感染部位的红、肿、热、痛，以及全身症状如发热、乏力、食欲减退等。随着病情发展，可能形成脓肿，甚至扩散至其他组织间隙，引起淋巴结肿大和全身感染。

　　紧急处理：对于牙龈炎症、智齿冠周炎等，可进行牙龈沟或冠周盲袋的反复冲洗，控制细菌。同时可应用抗生素，如头孢类和甲硝唑类药物，进行全身治疗。如已形成脓肿，需进行切开引流，并定期换药。

2. 真菌感染

　　真菌感染主要发生在抵抗力低下的老年人、婴幼儿，以及合并其他系统性疾病或长期服用抗生素、免疫抑制剂的患者。常见症状包括口腔黏膜上的白色或黑色斑片状改变，可伴有进食时的不适感。

紧急处理：可使用小苏打水漱口，涂抹制霉菌素等抗真菌药物。对于重症患者，可口服抗真菌药物如酮康唑、氟康唑等。同时应积极治疗其他系统性疾病，增强身体免疫力。

3. 病毒感染

病毒感染如单纯疱疹病毒（HSV）、人乳头状瘤病毒（HPV）等，可引起口腔内的疱疹、溃疡等症状。主要症状包括口腔黏膜的红色、黄色丘疹或水疱，常伴有全身高热、乏力等。

紧急处理：口服阿昔洛韦、板蓝根等抗病毒药物。使用抗病毒药膏涂抹患处。同时应注意口腔卫生，防止继发感染。

▶ 如何避免并发症

口腔感染如不及时处理，可能引发严重的并发症，如败血症、颅内感染等。因此，及时有效的治疗至关重要。

1. 及时就医

一旦发现口腔感染症状，应立即前往正规医院口腔科就诊，明确感染类型，进行针对性治疗。

2. 遵循医嘱

严格按照医生的指导进行治疗，按时服药，定期复查。切勿自行停药或更改治疗方案。

3. 控制感染源

对于牙源性感染，如龋病、牙周病等，应及时治疗原发病灶，控制感染源。

4. 密切观察病情变化

在治疗过程中，密切观察病情变化，如出现高热、寒战等全身中毒症状，应及时就医。

▶ 如何预防口腔感染

预防口腔感染的关键在于保持良好的口腔卫生习惯和健康的生活方式。

1. 认真刷牙

每天至少刷牙 2 次，每次刷牙时间 2～3 分钟。使用软毛牙刷和含氟牙膏，确保牙齿和牙龈的清洁。

2. 使用牙线和漱口水

牙线可以清除牙缝中的食物残渣和菌斑，防止细菌滋生。漱口水可以帮助清洁口腔中的细菌，保持口气清新。

3. 定期口腔检查

每年至少进行一次全面的口腔检查，及时发现并处理潜在的口腔问题。定期洗牙可以清除牙齿上的牙菌斑和牙石，预防牙周疾病。

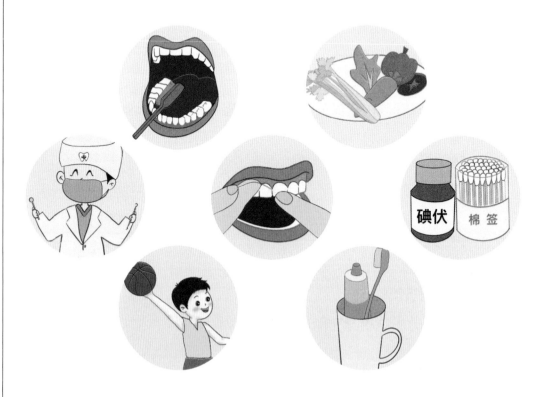

4. 健康饮食

减少糖分摄入，降低龋病风险。增加水果、蔬菜和含钙食物的摄入，有助于维持口腔健康。避免辛辣、刺激性食物和烟酒等有害物质的摄入。

5. 增强免疫力

保持充足的睡眠、均衡的饮食和适量的运动，增强身体免疫力。避免过度劳累和情绪波动，保持心情愉悦。

6. 避免共用个人卫生用品

避免共用牙刷、漱口杯等个人卫生用品，减少交叉感染的风险。

7. 及时处理口腔创伤

口腔创伤可能导致感染，应及时处理伤口，避免细菌滋生。

▶ 特殊人群的预防措施

1. 老年人

老年人由于身体机能下降，抵抗力减弱，更容易发生口腔感染。因此，老年人应特别注意口腔卫生，定期口腔检查，及时治疗口腔疾病。

2. 婴幼儿

婴幼儿口腔娇嫩，易受感染。家长应注意婴幼儿的口腔卫生，定期清洁口腔，避免使用成人牙膏和牙刷。同时，注意婴幼儿的饮食卫生，避免食物残渣滞留在口腔内。

3. 长期服用抗生素或免疫抑制剂的人群

这类人群由于免疫力下降，容易发生口腔真菌感染。因此，应特别注意口腔卫生，定期口腔检查，并在医生指导下使用抗真菌药物进行预防和治疗。同时，保持均衡的饮食，摄入足够的维生素和矿物质，以增强身体免疫力。

4. 糖尿病患者

糖尿病患者由于血糖水平高，唾液中的糖分也相应增加，为细菌提供了良好的生长环境，因此容易发生口腔感染。糖尿病患者应严格控制血糖水平，定期监测血糖变化，并遵循医生的建议进行口腔护理。此外，保持口腔清洁，定期刷牙、使用牙线等也是预防口腔感染的重要措施。

5. 癌症患者

癌症患者在接受化疗或放疗时，由于药物对口腔黏膜的损害和免疫力的下降，容易发生口腔感染。这类患者应特别注意口腔卫生，使用软毛牙刷和温和的牙膏，避免刺激口腔黏膜。同时，定期口腔检查，及时发现并治疗口腔问题，也是预防口腔感染的关键。

6. 吸烟者

吸烟不仅会增加患口腔癌的风险，还会影响口腔健康，导致口腔感染。吸烟者应尽早戒烟，以降低口腔感染的风险。同时，保持口腔清洁，定期刷牙、使用牙线等也是预防口腔感染的重要措施。

口腔感染虽是一种常见的健康问题，但其潜在的并发症，如颌骨骨髓炎、蜂窝织炎等，却能对我们的健康造成严重的威胁。因此，对于口腔感染的紧急处理与预防，我们必须给予高度的重视。

在紧急处理方面，一旦发现口腔感染的症状，如红肿、疼痛、流脓等，我们应迅速采取科学的应对措施，不要盲目自行处理。这包括及时清洁伤口，以减少细菌的滋生；适当应用抗菌药物，以控制感染的扩散；同时，密切关注病情变化，一旦出现高烧、淋巴结肿大等严重症状，应立即就医，以免延误病情。

而在预防方面，日常的口腔卫生习惯更是至关重要。我们应坚持每天刷牙，使用牙线清理牙缝，定期使用漱口水，以保持口腔的清洁和卫生。此外，均衡的饮食、避免过度劳累、保持良好的生活习惯等，也能有效提高我们的免疫力，降低口腔感染的风险。

旅行中的口腔紧急
情况应对

在规划旅行时，我们通常会关注目的地的风景、文化体验以及美食享受，却往往忽略了口腔健康这一环节。口腔问题虽小，但一旦在旅途中突发，不仅会影响旅途的愉快心情，还可能带来不必要的疼痛和医疗花费。下面为大家介绍旅行中常见的口腔紧急情况、应对策略，以及如何事先预防和准备，确保您的旅行无忧无虑。

▶ 旅行中常见的口腔紧急情况

1. 牙痛

原因：牙痛可能由龋病、牙周病、智齿发炎、牙齿敏感等多种因素引起。长途旅行中，饮食不规律、水分摄入不足、口腔卫生不佳都容易诱发或加重牙痛。

症状：表现为牙齿持续性或阵发性的疼痛，可能伴随牙龈肿胀、脸颊肿胀等症状。

2. 牙齿外伤

原因：在旅行中，由于运动、交通事故或意外摔倒，可能导致牙齿断裂、松动或脱落。

症状：明显的牙齿损伤，可能伴有出血、疼痛及咬合功能受限。

3. 口腔溃疡

原因：压力大、饮食刺激、口腔卫生不佳等因素易引发口腔溃疡。旅行中作息不规律、食物种类多样也可能诱发。

症状：口腔黏膜出现圆形或椭圆形的浅表性溃疡，伴有疼痛，影响进食和说话。

4. 牙周脓肿

原因：牙周病未及时治疗，细菌感染导致牙周组织发炎并形成脓肿。

症状：牙龈红肿、疼痛，可能伴有脓液流出，严重时影响咀嚼功能。

5. 牙齿敏感

原因：牙齿表面牙釉质磨损、牙龈退缩暴露牙本质，或食用刺激性食物（如冷饮、热饮、酸甜食物）引起。

症状：牙齿在受到刺激时感到短暂的尖锐疼痛，但很快消失。

▶ 应对策略

1. 牙痛

首先，保持口腔卫生，用温盐水漱口以缓解疼痛和消炎。避免使用患侧咀嚼，尽量吃软食。若疼痛剧烈，可尝试服用止痛药（如对乙酰氨基酚或布洛芬），但需遵循剂量说明。如疼痛持续不减或加重，应尽快前往当地医疗机构就诊。可能需要进行根管治疗、拔牙或其他牙科治疗。

2. 牙齿外伤

如果牙齿完全脱落，应立即捡起，避免触碰牙根，用牛奶或生理盐水冲洗干净后放置于干净的容器中（避免使用纸巾包裹），尽快就医。部分牙齿断裂时，尽量保存碎片。对于松动的牙齿，避免自行复位，以免加重损伤。可用干净的纱布轻轻咬住，以减轻出血和疼痛，并尽快就医。牙齿外伤后，应尽快到口腔科就诊，医生会根据情况给予固定、复位或拔牙等处理。

3. 口腔溃疡

口腔溃疡多由饮食不当、睡眠不足等因素引起，应注意调整作息和饮食，适量补充维生素 C 和维生素 B 族。

保持口腔卫生，用软毛牙刷轻轻刷牙，避免刺激溃疡面。避免食用刺激性食物，选择清淡、易消化的食物。可使用口腔溃疡贴、喷雾或含漱液等局部治疗药物，缓解疼痛和促进愈合。

4. 牙周脓肿

轻轻清洁脓肿周围的牙龈，避免挤压脓肿。若脓肿较大且疼痛难忍，可在无菌条件下用消毒针头刺破脓肿壁进行引流（此操作需谨慎，最好由医生进行）。服用抗生素和消炎药物以控制感染。牙周脓肿是牙周病的严重表现，需及时就医进行全面的牙周治疗。

5. 牙齿敏感

选择含有氟化物或硝酸钾等成分的脱敏牙膏进行刷牙，可减轻牙齿敏感症状。避免食用过冷、过热、过酸、过甜等刺激性食物。如敏感症状持续不减或加重，应就医进行专业检查和治疗。

▶ 事先预防和准备

1. 口腔检查

在出发前进行全面的口腔检查，确保牙齿和牙周健康。如有龋病、牙周病等问题，应及时治疗。了解自己的口腔健康状况，如牙齿是否有松动、缺损等情况，以便在旅途中遇到问题时能够及时处理。

2. 携带必备物品

牙刷、牙膏：保持口腔卫生是预防口腔问题的关键。建议携带便携式牙刷和牙膏，以便随时清洁牙齿。

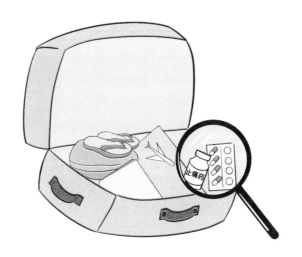

牙线、齿间刷：用于清洁牙齿间的食物残渣和菌斑，预防龋病和牙周病。

止痛药和消炎药：如遇牙痛或口腔炎症，止痛药和消炎药可以迅速缓解症状，但需注意遵循药品说明或医生建议使用。

为了确保旅途中的口腔安全，我们鼓励每位旅行者提前规划，精心准备一套全面的口腔护理用品与急救工具。这包括但不限于牙刷、牙膏、牙线、漱口水等日常护理用品，以及针对特定紧急情况（如牙痛、牙龈出血、口腔溃疡等）的急救药品或冷敷包。通过这样的细致准备，您可以显著降低旅途中遭遇口腔问题的风险，为自己的旅行增添一份安心与保障。

口腔常用药物指南

在日常生活中，我们难免会遇到各种口腔问题，如牙痛、牙龈出血、口腔溃疡等，针对这些问题，口腔科医生常常会使用一系列药物来治疗疾病、控制病情、缓解症状、促进恢复。下面将详细介绍口腔常用药物的种类、作用用途、使用方法和注意事项等，帮助广大读者更好地了解和应对口腔问题。

▶ 口腔常用药物分类

1. 抗菌药物

抗菌药是指能抑制或杀灭细菌，用于预防和治疗细菌性感染的药物，在口腔领域主要用于治疗牙周病、牙髓炎等感染性疾病。常用的抗生素包括阿莫西林、甲硝唑等。

阿莫西林：属于广谱抗生素，对多种细菌均有良好的抑制作用，常用于治疗口腔感染、呼吸道感染等。使用时应遵循医嘱，按时按量服用，避免滥用导致耐药性。

甲硝唑：主要用于治疗厌氧菌感染，如智齿冠周炎、牙龈炎等。服用后可能出现胃肠道不适等副作用，应遵医嘱用药。

局部抗菌药物主要用于口腔局部，如漱口水、口腔喷雾等，具有杀菌、消炎、止痛的作用。

复方氯己定含漱液：能有效杀灭口腔内的细菌，预防口腔感染，减轻口臭等症状。使用时需将适量溶液含在口中，保持一段时间后再吐出，注意不要吞咽。

口腔溃疡散：主要用于治疗口腔溃疡，具有清热敛疮、促进愈合的作用。使用时将适量粉末涂于溃疡处，每日数次。

2. 镇痛药物

镇痛药物主要用于缓解口腔疼痛，如牙痛、牙龈肿痛等。常用的镇痛药物包括布洛芬、对乙酰氨基酚等。

布洛芬：属于非甾体抗炎药，具有解热、镇痛、消炎的作用。可用于缓解牙痛、头痛、关节痛等症状。但长期使用可能引起胃肠道不适、肝肾损伤等副作用，应遵医嘱用药。

对乙酰氨基酚：也是常用的解热镇痛药，适用于缓解轻至中度的疼痛。相较于布洛芬，其胃肠道刺激较小，但同样需要注意用量和用药时间。

3. 消炎药物

消炎药物主要用于减轻口腔炎症，如牙龈炎、牙周炎等。常用的消炎药物包括消炎痛等非甾体抗炎药等。

消炎痛：属于非甾体抗炎药，具有强大的抗炎作用，能迅速缓解口腔炎症引起的疼痛和肿胀。但同样需要注意其潜在的胃肠道和肝肾损伤风险。

中成药类消炎药：如复方一枝黄花喷雾剂，具有清热解毒、宣散风热、清利咽喉的功效，可用于改善牙龈肿痛、口臭等症状。使用时需按照说明书或医嘱使用。

4. 根管治疗药物

根管治疗是针对牙髓病和根尖周病的一种治疗方法，需要使用特定的药物进行根管消毒和填充。

根管消毒药物：如甲醛甲酚溶液、氢氧化钙糊剂等，具有强效的杀菌作用，能杀

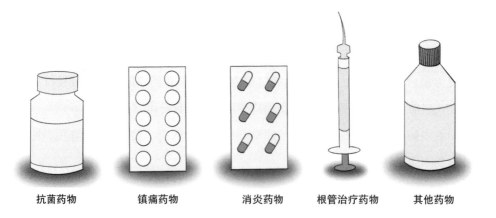

抗菌药物　　　　镇痛药物　　　　消炎药物　　　根管治疗药物　　　其他药物

灭根管内的细菌并促进组织愈合。使用时需在专业医生指导下进行。

根管填充药物：如樟脑水合氯醛酊，具有消炎、消毒、抗感染的作用，用于根管填充以隔绝外界细菌并促进根尖周组织的恢复。

5. 其他药物

抗过敏药物：如氟化钠等，可用于治疗牙齿敏感症。使用时可将适量药物涂于敏感区域，以减少冷热刺激引起的疼痛。

抗真菌药物：如氟康唑、酮康唑等，用于治疗口腔真菌感染如口腔念珠菌病等。由于真菌感染的复杂性，抗真菌药物的使用需在医生指导下进行。

▶ 口腔药物使用健康小贴士

1. 遵循医嘱

所有口腔药物的使用都应遵循医嘱，按时、按量、按给药途径正确使用。不要自行增减剂量或改变用药方式，以免影响疗效或增加副作用。

2. 注意药物副作用

口腔药物在缓解病情的同时也可能带来一定的副作用。如胃肠道不适、肝肾损伤、过敏等。一旦出现不适症状，应立即停药并就医。

3. 注意药物相互作用

在使用口腔药物的同时，如果还在服用其他药物（包括处方药、非处方药及保健品），应告知医生或药师，以避免药物之间的不良相互作用。某些口腔药物可能与酒精、咖啡因等产生相互作用，影响药效或增加副作用，应注意避免。

4. 避免滥用药物

抗生素等抗菌药物应严格控制使用范围和使用时间，避免滥用导致耐药性问题。对于非细菌性感染引起的口腔问题，应避免使用抗菌药物。

5. 存储药物得当

严格按药品说明书要求存储药品，避免药品变质失效。将药物放在儿童触及不到的地方，避免误服。

6. 保持口腔卫生

在使用口腔药物的同时，还应注意保持口腔卫生。饭后漱口、早晚刷牙、使用牙线等良好的口腔卫生习惯有助于减少细菌滋生和感染风险。

7. 定期复诊

在使用口腔药物治疗期间，应定期复诊以评估疗效和观察病情变化。医生会根据实际情况调整治疗方案或更换药物以达到最佳治疗效果。

第八章

口腔医疗新视界

未来已来：数字化技术在口腔医疗中的革命

激光牙科：精确治疗的新纪元

纳米技术：口腔医疗的微观革新

光动力疗法：口腔感染治疗的新选择

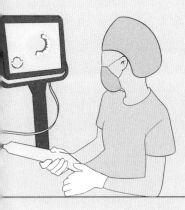

未来已来：数字化技术
在口腔医疗中的革命

随着科技的飞速发展，数字化技术已经渗透到我们生活的方方面面，而在医疗领域，特别是口腔医疗方面，它正引领着一场深刻的革命。数字化技术不仅提升了口腔医疗的精确度和效率，还极大改善了患者的治疗体验。下面我们一起看一下数字化技术在口腔医疗中的应用及其带来的革命性变化。

▶ 数字化技术概览

数字化技术作为当代医疗领域的一项重要革新，指的是深度融合计算机技术、高精度的数字图像处理，以及前沿的人工智能算法，为口腔医学的诊断、个性化治疗方案设计及实施提供了前所未有的精确性与效率。这一综合性技术体系不仅局限于传统意义上的数字化工具，而是全面覆盖了从数据采集到治疗执行的每一个环节。

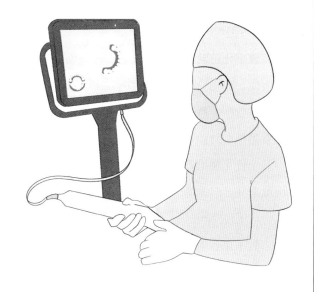

▶ 数字化技术在口腔医疗中的应用

1. 口腔疾病的诊断和治疗

诊断方面： 数字化技术通过口腔扫描、X 线、CT 等手段获取患者的口腔三维数据，利用计算机进行精确分析，帮助医生发现隐蔽的病变区域，提高诊断的准确性和效率。例如，数字化技术能够精确测量龋病的深度和范围，为医生制定更加个性化的治疗方案提供依据。

治疗方面：基于精确的诊断结果，数字化技术能够辅助医生制定精准的治疗计划。通过三维重建和模拟仿真技术，医生可以在计算机上模拟手术过程，评估治疗效果，降低手术风险。

2. 口腔修复

口腔修复是数字化技术应用最为广泛的领域之一。传统的手工修复方法过于依赖技师的技能和经验、效率低且质量不稳定，而数字化技术则通过计算机辅助设计/计算机辅助制造（CAD/CAM）技术实现了修复体的快速、精确制备。

牙齿缺失修复：数字化技术可以根据患者的口腔数据，进行个性化定制，设计出完美的修复体，如牙冠、桥体等。通过 3D 打印或数控切削的方式生产，实现与真实牙齿的高度匹配，大大降低临床的调改量，改善患者体验。

牙周病修复：数字化技术可以帮助医生准确评估牙周组织的状况，制定个性化的治疗方案。通过三维重建和模拟仿真，医生可以在计算机上模拟牙周手术过程，确保手术的精确性和安全性。

3. 口腔正畸

数字化正畸技术通过三维重建、模拟仿真等手段，为患者提供个性化、精准的正畸治疗。在正畸治疗前，运用数字化技术对患者的牙列进行口腔扫描，获取患者牙列的三维数据，然后在计算机上进行模拟仿真，设计出最佳的正畸方案，患者可以直观地看到预期的矫正效果，增加了治疗的透明度和患者的信心。

个性化矫治器：基于模拟仿真的结果，医生可以优化设计方案，制作出与患者牙齿形态完全匹配的个性化矫治器，提高矫正的精确度和效果。

4. 口腔种植

数字化技术在口腔种植手术中的应用，使得手术过程更加精确和安全。通过计算机辅助种植设计技术，医生可以在计算机上根据患者的口内扫描数据和 CT 数据进行手术前模拟和设计，确定最佳的种植位置和角度，且可以有效避免对周围重要结构的损伤，提高手术的安全性。

种植导板：利用 3D 打印技术制作的种植导板，可以精确引导医生进行种植手术，确保种植体的准确植入。让手术过程更加可控，减少了手术中的不确定性，提高了种植手术的成功率。

▶ 数字化技术带来的革命性变化

1. 提高精确度

数字化技术通过计算机对口腔数据进行精确测量和分析，大大提高了诊断和治疗的精确度。相比传统的手工操作方法，数字化技术能够减少人为误差，确保治疗方案的精准实施。

2. 提高效率

数字化技术通过自动化设计、3D 打印等技术，显著提高了治疗效率。例如，利用 CAD/CAM 技术可以快速制备出与真实牙齿高度匹配的修复体，大大缩短了患者在治疗中的等待时间。此外，数字化技术还简化了操作流程，减少了重复劳动，提高了医生的工作效率。

3. 提高舒适度

数字化技术通过无创、无痛等技术手段，提了患者的治疗舒适度。例如，数字化正畸技术可以根据患者的口腔数据，制作出个性化的矫治器，减少了对患者口腔组织的刺激和不适感。同时，数字化种植手术通过精确的设计和导板引导，降低了手术创伤和术后疼痛。

4. 个性化治疗

数字化技术能够根据患者的具体情况进行个性化治疗。无论是口腔修复、正畸还是种植手术，数字化技术都能够根据患者的口腔数据，设计出最适合患者的治疗方案。这种个性化治疗不仅提高了治疗效果，还满足了患者的个性化需求。

▶ 未来展望

随着科技的不断发展，数字化技术在口腔医疗中的应用将会越来越广泛和深入。以下是几个未来可能的发展趋势：

1. 人工智能在口腔医疗的深入应用

随着人工智能（AI）技术的不断成熟，其在口腔医疗领域的应用前景愈发广阔。AI不仅能辅助医生进行疾病诊断，通过深度学习算法分析口腔图像，识别出早期病变或微小病灶，还能预测疾病发展趋势，为治疗决策提供科学依据。此外，AI还能优化治疗方案，根据患者的具体情况和疾病类型，推荐最佳治疗方案，提高治疗效果和患者满意度。

2. 虚拟现实（VR）与增强现实（AR）的引入

虚拟现实和增强现实技术为口腔医疗带来了全新的沉浸式体验。通过VR技术，患者可以在虚拟环境中模拟治疗过程，了解治疗步骤和预期效果，从而减轻对治疗的恐惧和焦虑。AR技术则可以将治疗方案直接投射到患者的口腔上，使医生能够更直观地看到治疗效果，提高手术的精确性和成功率。

3. 物联网（IoT）在口腔健康管理的应用

物联网技术将口腔医疗设备、患者健康数据以及医疗服务提供商连接起来，形成一个庞大的健康数据网络。通过IoT，患者可以实时监测自己的口腔健康状况，如牙齿清洁度、牙龈健康等，并将数据传输给医生进行远程分析和指导。医生也可以根据患者的实时数据调整治疗方案，提供个性化的健康管理建议。

4. 远程口腔医疗服务

随着5G等高速通信技术的普及，远程口腔医疗服务将成为可能。患者可以通过视频通话等方式与医生进行远程交流，接受诊断和治疗建议。对于偏远地区的患者来说，这无疑是一个巨大的福音，他们可以享受到与城市中心患者同等水平的医疗服务。同时，远程服务也能减轻医疗机构的压力，提高医疗资源的利用效率。

5. 数字化技术在口腔医疗教育与培训中的应用

数字化技术还为口腔医疗教育与培训带来了革命性变化。通过虚拟现实、三维重建等技术手段，学生可以更加直观地了解口腔结构、疾病类型以及治疗过程。此外，数字化技术还能模拟真实手术场景，让学生在虚拟环境中进行手术练习，提高他们的实践能力和操作技能。这种教学方式不仅提高了教学效果，还降低了教学成本。

随着数字化技术的蓬勃发展与深度融合，口腔医疗领域正步入一个前所未有的辉煌时代，预示着一个更加光明与高效的未来已悄然降临。这场由数字化技术引领的革命，不仅深刻改变了传统口腔医疗的运作模式，更以前所未有的精准度和个性化程度，为患者带来了更为安全、舒适、高效的治疗体验。

激光牙科：精确治疗的 新纪元

激光，这一被誉为"生命之光"的 20 世纪四大发明之一，在科技发展的推动下，已经逐渐渗透到医疗领域的各个角落。而在牙科领域，激光技术的引入更是掀起了一场革命，为无数患者带来了前所未有的精确、无痛和高效的治疗体验。下面我们详细介绍激光牙科技术，带领读者一探其背后的奥秘。

▶ 激光牙科概述

激光牙科是利用激光技术进行牙齿及口腔相关疾病治疗的新兴学科。与传统牙科治疗相比，激光牙科凭借其高精度、快速性和无痛的优点，正在逐步改变传统的治疗模式。激光技术通过光导纤维将光束引入口腔内部，利用激光的光电磁效应、光热效应和生物刺激效应，实现杀菌、切割、止血、促进细胞新生等多种治疗目的。

▶ 激光牙科的应用领域

激光牙科的应用范围广泛，几乎涵盖了口腔疾病的各个方面。以下是几个主要的应用领域：

1. 软组织手术

激光在软组织手术中的应用尤为突出。无论是对于软组织囊肿、良性肿瘤，还是舌系带、唇系带的修整工作，激光技术都能实现精确切割，减少出血和术后肿胀。激光的凝固和止血功能使得手术过程更加安全、高效，同时患者也无需担心传统手术带来的剧烈疼痛和缝合拆线等不便。

2. 硬组织雕刻与美白

在硬组织方面，激光技术同样展现出了卓越的性能。例如，激光可以用于牙齿的美白处理，通过去除牙齿表面的色素沉积，使牙齿恢复自然光泽。此外，激光还可以用于牙龈的塑形处理，调整牙龈的形态和高度，提升口腔的整体美观度。在根管治疗方面，激光技术更是能够实现根管的倒置填充，提高治疗的成功率和患者的舒适度。

3. 牙周治疗

牙周疾病是口腔健康的重要威胁之一。激光技术在牙周炎、牙龈炎和种植体周围炎等炎症的治疗中表现出了显著的疗效。激光能够深入牙周袋底部，杀灭细菌并促进组织的再生和修复。与传统的治疗方法相比，激光治疗具有创伤小、愈合快、感染风险低等优点。

4. 牙髓和根尖周围治疗

对于牙髓病变和根尖周炎等疾病，激光技术同样展现出了独特的优势。激光能够直接作用于牙髓组织，杀死部分神经细胞，达到脱敏和止痛的效果。同时，激光还能有效清除根管内的坏死组织和污物，为后续的治疗创造有利条件。在治疗过程中，激光的凝固和止血功能使得手术视野更加清晰，操作更为便捷。

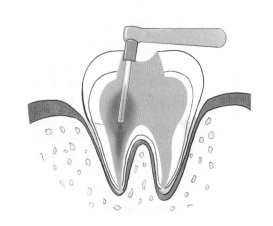

5. 口腔黏膜损伤修复

口腔溃疡、扁平苔藓等口腔粘膜损伤给患者带来了极大的痛苦。激光技术以其快速缓解疼痛、促进伤口愈合的特点成为治疗这类疾病的有效手段。激光能够刺激细胞新生并促进组织修复，从而加速溃疡面的愈合过程。

6. 物理治疗

除了上述疾病的治疗外，激光还可以用于口腔的物理治疗。例如，激光照射可以缓解颞颌关节的疼痛和改善颜面部手术后的水肿等症状。通过刺激组织的血液循环和新陈代谢，激光有助于加快患者的康复进程。

▶ 激光牙科的治疗优势与特点

1. 精确度高

激光技术以其极高的精确度著称。在治疗过程中，激光能够精确控制切割和烧灼的深度和范围，避免了传统手术可能带来的误伤和并发症。

2. 无痛或轻微疼痛

激光治疗过程中患者通常不会感到疼痛或仅有轻微的痛感。这是因为激光的能量可以直接作用于病变组织而无需切开皮肤或黏膜，从而大大减轻了患者的痛苦。

3. 创伤小、愈合快

激光治疗具有创伤小、愈合快的优点。由于激光切割和烧灼的过程几乎不产生热量和烟雾，因此减少了手术对周围组织的损伤和刺激。同时，激光的凝固和止血功能使得术后出血和肿胀的现象大大减轻，加快了患者的康复进程。

4. 操作简便、安全性高

激光治疗过程操作简便且安全性高。激光设备经过严格的质量审查和临床验证确保其操作的安全性和稳定性。此外，口腔专业团队拥有丰富的临床经验和专业技能能够确保治疗过程的安全和有效。

5. 舒适度高

激光治疗的舒适度远高于传统治疗方法。在治疗过程中患者无需忍受剧烈的振动和噪音刺激同时也避免了传统手术可能带来的疼痛和不适。这尤其适用于儿童、孕妇、中老年患者等特殊群体。

随着研究的不断深入和技术的持续进步，激光牙科的应用范围正逐步扩大，从基础的牙周治疗到复杂的口腔外科手术，乃至美学修复领域，都展现出了巨大的潜力和价值。它不仅是现代牙科治疗的重要工具，更是推动口腔医学向更加精准、高效、人性化方向发展的强大动力。

纳米技术：口腔医疗的
微观革新

　　随着科学技术的飞速发展，纳米技术作为新兴科技领域的代表，正逐步渗透到我们生活的方方面面，尤其在医疗健康领域展现出巨大的潜力和应用前景。口腔医疗作为医学的重要分支，也迎来了纳米技术的深刻变革。

▶ 纳米技术概述

　　纳米技术是指研究物质在纳米尺度（1～100 nm）上的性质、结构以及相互作用的科学技术。在这个尺度下，物质的物理、化学和生物学性质会发生显著变化，产生一系列独特的现象和应用。纳米材料、纳米药物、纳米传感器、纳米递送系统等是纳米技术的核心组成部分，它们在口腔医疗中的应用不断推动着这一领域的进步。

▶ 纳米技术在口腔医疗中的应用

1. 纳米材料在口腔修复中的应用

　　口腔修复是口腔医疗的重要组成部分，而纳米材料在这一领域的应用极大地提升了修复效果。例如，纳米复合树脂作为一种新型的修复材料，具有优异的生物相容性和机械性能，能够更紧密地贴合牙齿表面，减少修复后的敏感性和脱落风险。此外，纳米植骨材料也在牙槽骨缺损修复中展现出独特优势，其高比表面积和良好的生物活性能够促进骨组织的再生与修复。

2. 纳米药物在口腔疾病治疗中的应用

　　纳米药物是指通过纳米技术制备而成的药物系统，具有高效的靶向性和药物释放性能。在口腔疾病治疗中，纳米药物可以针对特定病灶进行精准治疗，提高治疗效果并降低副作用。例如，针对口腔感染，纳米药物可以负载抗生素并精准释放到感染部位，有效杀灭细菌并防止细菌耐药性的产生。此外，纳米药物还可用于治疗口腔溃疡、口腔癌等疾病，为这些疾病的治疗提供了新的策略和方法。

3. 纳米传感技术在口腔疾病诊断中的应用

口腔疾病的早期诊断对于治疗成功至关重要。纳米传感技术利用纳米材料对生物分子进行检测和分析，具有高灵敏度、高特异性和快速响应等特点。例如，基于纳米材料的传感器可以检测口腔中的细菌、病毒等病原微生物，实现对口腔疾病的早期诊断。此外，纳米传感器还可用于监测口腔微生物群落的变化，为个性化治疗提供依据。这些技术的应用不仅提高了诊断的准确性，还大大缩短了诊断时间，为患者争取了宝贵的治疗时机。

4. 纳米递送系统在口腔药物递送中的应用

口腔药物递送一直是口腔医疗领域的难点之一。纳米递送系统利用纳米技术将药物包裹在纳米载体中，通过控制释放速率和靶向性，提高了药物的传输效率和治疗效果。在口腔药物递送中，纳米递送系统可以增加药物在口腔组织中的停留时间，促进药物的吸收和渗透，从而提高治疗效果。例如，利用脂质体等纳米载体负载抗炎药物或抗生素，可以实现对口腔炎症或感染的精准治疗。

5. 纳米技术在口腔种植中的应用

口腔种植是一种常见的修复方法，用于替代缺失的牙齿。纳米技术在口腔种植中的应用主要集中在提高种植体的稳定性和生物相容性方面。例如，利用纳米材料对种植体表面进行改性处理，可以增强种植体与周围骨组

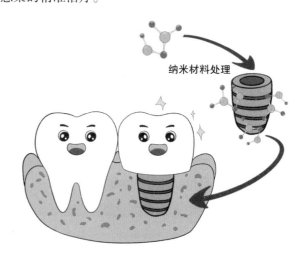

纳米材料处理

织的结合力，促进种植体的成骨过程。此外，纳米技术还可用于制备具有特定功能的种植体涂层材料，如抗菌涂层、骨诱导涂层等，以进一步提高种植体的性能。

▶ 纳米技术在口腔医疗中的微观革新案例

1. 纳米机器人在根管治疗中的应用

根管治疗是口腔科常见的治疗方式，但传统方法难以彻底清除牙本质小管深处的细菌，导致治疗失败率较高。来自印度的研究人员开发了一种牙科螺旋磁性纳米机器人，该机器人可以在根管治疗期间到达传统方法无法触及的深度，彻底杀死牙本质小管深处的细菌。这一创新不仅提高了根管治疗的成功率，还为复杂口腔疾病的治疗提供了新的思路和方法。

2. 纳米涂层技术在口腔防龋中的应用

纳米级的氟化物被广泛用于防龋领域。与传统氟化物相比，纳米氟化物具有更高的渗透性和稳定性，能够更好地渗透至牙齿表面形成稳定的氟化磷灰石层，从而增强牙齿的抗酸能力。这一技术的应用不仅提高了防龋效果，还降低了氟化物的使用量和副作用。

▶ 纳米技术在口腔医疗中的前景与挑战

1. 前景展望

随着纳米技术的不断发展和完善，其在口腔医疗中的应用前景将更加广阔。

（1）提高治疗效果与效率。

纳米药物载体：纳米药物载体能够显著提高药物的溶解度和稳定性，实现药物的精准递送和持续释放。这不仅可以提高药物在口腔组织中的局部浓度，还能减少全身毒副作用。例如，利用纳米颗粒包裹抗炎药物、抗生素或抗癌药物，可以更有效地治疗口腔炎症、龋病和口腔癌等疾病。

纳米材料在修复治疗中的应用：纳米材料如纳米羟基磷灰石和纳米二氧化硅等，因其高比表面积和良好的生物相容性，被广泛用于制备口腔修复材料。这些材料可以促进口腔黏膜、牙本质及牙周组织的再生，提高修复治疗的效果。

（2）实现早期诊断与预防。

纳米传感器：纳米传感器具有高灵敏度和高特异性，能够实时监测口腔环境中的生物分子、pH 值和细菌数量等指标。这有助于早期发现口腔疾病的风险因素，如牙菌斑和牙结石的积累，从而采取及时的预防措施。

纳米抗菌剂：纳米抗菌剂如纳米银、纳米氧化锌等，能够有效抑制口腔中有害细菌的生长和繁殖，预防龋病、牙周病等口腔疾病的发生。

（3）创新牙齿护理产品。

纳米刷毛：纳米刷毛比传统刷毛更细小、更柔软，能够更深入地清洁牙齿表面和牙缝中的食物残渣和牙菌斑。这有助于减少蛀牙和牙龈疾病的风险。

微型感应器：微型感应器可以实时监测牙齿表面的酸碱度、细菌数量等指标，并通过智能设备传输数据。这有助于用户更好地了解自己的口腔健康状况，及时采取措施保护牙齿。

2. 面临的挑战

尽管纳米技术在口腔医疗中展现出巨大的潜力，但其应用仍面临诸多挑战。

（1）生物相容性与安全性。

尽管纳米材料在口腔医疗中展现出巨大的潜力，但其生物相容性和安全性仍需进一步验证。纳米颗粒在体内的生物分布和代谢途径尚不完全清楚，可能影响正常的生理功能。此外，纳米颗粒可能具有细胞毒性、遗传毒性和免疫毒性等潜在风险。

（2）制备工艺与成本。

纳米技术的制备工艺相对复杂，成本较高。这限制了纳米材料在口腔医疗中的广泛应用。未来需要进一步优化制备工艺，降低生产成本，提高纳米材料的可及性。

（3）法规与政策。

随着纳米技术在口腔医疗中的不断发展，相关法规和政策也需要不断完善。目前，关于纳米材料的监管标准和法规体系尚未完全建立，这可能导致纳米技术在临床应用中的不确定性增加。

光动力疗法：口腔感染
治疗的新选择

随着现代医学技术的不断进步，越来越多的新兴疗法被引入到临床治疗中，光动力疗法（photodynamic therapy, PDT）便是其中之一。作为一种创新的非侵入性治疗手段，光动力疗法在口腔感染治疗领域展现出了独特的优势和潜力。

▶ 光动力疗法的基本原理

光动力疗法是一种结合光敏剂与特定波长光源进行疾病诊断和治疗的新技术。其基本原理是通过特定波长的光源激发光敏剂（类似催化剂），在组织周围产生活性氧（reactive oxygen species, ROS），进而对目标细胞（如细菌、病毒等）进行氧化杀伤。这一过程中，光敏剂起到关键作用，它们能够吸收特定波长的光并发生化学反应，产生具有细胞毒性的物质，如超氧化物、羟自由基和单线态氧等，这些物质能够破坏目标细胞的 DNA、RNA 和细胞膜，从而达到治疗效果。

▶ 光动力疗法的适应证

光动力疗法在口腔疾病治疗中具有广泛的用途，主要包括以下几个方面：

1. 牙周炎：牙周炎是口腔中常见的感染性疾病之一，光动力疗法能够通过杀灭牙周致病菌，促进牙周组织的愈合，从而有效治疗牙周炎。

2. 种植体周围炎：种植体周围炎是种植体术后常见的并发症之一，光动力疗法能够深入种植体周围区域，杀灭细菌，减少炎症，促进种植体的稳定。

3. 药物性龈增生：长期使用某些药物可能导致牙龈增生，光动力疗法能够通过杀灭增生的牙龈组织中的细菌，缓解牙龈增生症状。

4. 龋病：龋病是口腔中最常见的疾病之一，光动力疗法能够杀灭牙釉质表面及牙本质小管中的龋源性生物膜，促进牙体组织的再矿化，降低传统充填修复方法可能带来的创伤。

5. 根尖炎和根管消毒：光动力疗法能够深入根管系统内部，杀灭难以清除的细菌及其产物，提高根管治疗的成功率。

6. 口腔黏膜癌前病变：光动力疗法在口腔黏膜癌前病变的治疗中也表现出一定的潜力，能够杀灭癌前病变组织中的异常细胞，预防癌症的发生。

7. 头颈部良恶性肿瘤：在头颈部良恶性肿瘤的治疗中，光动力疗法可以作为辅助治疗手段，通过杀灭肿瘤组织中的血管和肿瘤细胞，增强治疗效果。

▶ 光动力疗法的优势

相比传统治疗方法，光动力疗法在口腔感染治疗中具有显著的优势：

1. 高效、广谱杀菌：光动力疗法能够杀灭包括革兰氏阳性菌、革兰氏阴性菌、真菌、病毒等在内的多种微生物，且对耐药菌株同样有效。

2. 促进组织愈合：光动力疗法在杀灭致病菌的同时，还能促进组织愈合，加速伤口恢复。

3. 缓解疼痛：光动力疗法能够减轻患者的疼痛感，提高治疗舒适度。

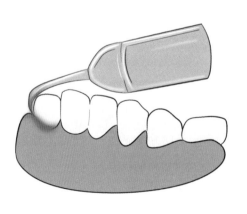

4. 不产生耐药性：由于光动力疗法是通过物理化学反应杀灭微生物，因此不会产生耐药性，避免了传统抗生素治疗中可能出现的耐药性问题。

5. 微创、安全：光动力疗法是一种非侵入性治疗手段，对周围组织无损伤，治疗过程安全、微创。

6. 时间短、见效快：光动力疗法的治

疗时间相对较短，且见效快，能够迅速缓解患者的症状。

▶ 未来展望与挑战

在科技日新月异的时代，光动力疗法（PDT）作为一种前沿的治疗手段，正逐步展现出其巨大的潜力和广泛的应用前景。随着光源技术与光敏剂研发的持续进步，我们有理由相信，光动力疗法的治疗效果将迎来质的飞跃。具体而言，光源技术的革新将提升光的照射精度与穿透深度，确保光能量能够精准作用于目标组织，同时减少对周围健康组织的损伤。而光敏剂的优化则将增强其靶向性与稳定性，确保在治疗过程中有效激活并产生足够的杀伤效应，同时降低副作用，提升患者的治疗体验与生活质量。

在适应证拓展方面，光动力疗法未来有望突破传统口腔疾病治疗的范畴，向更广阔的医学领域迈进。我们期待看到 PDT 在更多类型的感染性疾病中展现出其独特的优势，包括但不限于呼吸道、消化道乃至皮肤等口腔外感染病灶的治疗。这一转变将极大地拓宽 PDT 的应用场景，为临床医生提供更多元化的治疗手段选择，也为患者带来更为精准、有效的治疗方案。

然而，在迈向这一光明前景的道路上，我们也必须清醒地认识到所面临的挑战与问题。首先，光敏剂的选择与稳定性问题依然亟待解决。我们需要继续深入研究光敏剂的化学结构、生物相容性及靶向机制，以开发出更加高效、安全、稳定的新型光敏剂。同时，光源的穿透能力也是制约 PDT 疗效的关键因素之一。如何提升光源的穿透深度，使光能量能够深入到更深层次的病灶组织，是当前研究的重点与难点。

面对这些挑战，我们需要采取积极有效的应对策略。一方面，加强跨学科合作与交流，汇聚生物学、化学、物理学、医学等多领域的智慧与资源，共同攻克技术难题；另一方面，注重临床研究与基础研究的紧密结合，通过临床试验验证新技术、新方法的可行性与有效性，推动 PDT 技术的不断完善与成熟。

附录

"口腔健康测试"：自我评估
你的口腔健康状况

　　为了更系统地了解自身口腔健康状况，我们设计了一套基于积分制的自我评估系统。请按照以下步骤进行，并根据您的实际情况为自己打分。最终，我们将根据您的总积分给出相应的健康评估建议。

牙齿与牙龈（满分30分）

牙齿状况（15分）

无裂纹、无缺损：每颗牙齿完整无损，得1分（总分以实际牙齿数量为准，如32颗牙齿则最高15分）。

无明显磨损：牙齿表面光滑，无明显磨损痕迹，得额外5分。

牙色自然：牙齿颜色自然，无过度染色或变色现象，得额外5分。

牙龈状况（15分）

颜色健康：牙龈呈现健康的粉红色，无红肿现象，得5分。

质地坚韧：牙龈触感坚实，无松软感，得5分。

无出血：使用牙线清理牙缝后，牙龈无出血现象，得5分。

无退缩：牙龈边缘紧贴牙齿，无退缩现象，得额外5分。

口腔异味与干燥（满分20分）

口腔异味（10分）

无持续口臭：自感无持续口臭，得10分。

（续表）

口腔干燥（10分）

无干燥感：口腔湿润，无明显干燥感，得10分。

口腔功能与舒适度（满分20分）

咬合正常：上下牙齿咬合自然，无疼痛或不适，得10分。

咀嚼能力：咀嚼食物时无明显困难或疼痛，得10分。

自我感觉与生活习惯（满分30分）

自我感觉（10分）

无疼痛或不适：口腔内无持续疼痛或不适感，得10分。

饮食习惯（10分）

健康饮食：日常饮食中少糖、少酸，多蔬果，得10分。

口腔卫生习惯（10分）

每日刷牙两次：早晚各一次，使用含氟牙膏，得5分。

定期使用牙线与漱口水：每日至少使用一次牙线清理牙缝，并使用漱口水保持口腔清洁，得5分。

额外加分项（最高+10分）

定期口腔检查：每年至少进行一次专业口腔检查，得+5分。

无吸烟饮酒习惯：不吸烟、不过量饮酒，得+5分。

评估建议

90分以上：恭喜您，您的口腔健康状况非常良好，继续保持现有的良好习惯。

75～89分：您的口腔健康状况良好，但仍有提升空间。建议注意细节，如增加使用牙线的频率，减少高糖食物摄入等。

60～74分：您的口腔健康存在一定问题，建议尽快咨询牙医进行专业检查和治疗。

60分以下：您的口腔健康状况较差，强烈建议立即就医，进行全面的口腔检查和治疗。

　　请记住，自我评估仅供参考，最终的诊断和治疗应由专业牙医进行。